精神科医
町沢 静夫

自分の顔が嫌いですか?

〝見た目〟が〝こころ〟を壊す女たち

ビジネス社

はじめに

人は、**「衣食足りて美醜《びしゅう》を知る」**に至るのではないでしょうか。

現代社会は、間違いなく〝より美しく〟〝より魅力的に〟……と進み、止まることはないように見えます。

しかし「美」には必ずしも客観性はなく、多様であり、個性的なものです。美しさを「客観づける」ことはきわめて難しい。けれども、私たちはその他方で「おおよそ一致した美しさ」に動かされているようでもあります。

消費社会は、この**〝より美しい〟**を盛んに求め、先を争っています。建築や公園の美しさに象徴されるように美しさは、文化の高さを示しているようでもあります。

私が40年前、アメリカに行ったとき、ロサンジェルスの街を颯爽《さっそう》と闊歩《かっぽ》している現地女性を見て、「日本人よりはるかに美しい！」とびっくりしたものです。

しかし、現代の日本の女性は決してアメリカに負けてはいません。

日本はより文化レベルが上がり、まさに衣食足りてより美しくなったのだと思います。

そんな一方、当時のアメリカでは、**「醜形《しゅうけい》恐怖（身体醜形障害）」**が顕著に多くなっていることが報告されていました。

「自分は醜《みにく》い」として外出を怖がり、ひきこもる患者さんがみられたのです。それは女性ばかりではなく、男性にも多くみられました。

私が日本に帰ると、日本でも「醜形恐怖」が次第に多くみられるようになっていたことに驚きを感じました。

たとえば、女性は二重まぶたにこだわっている人が多く、形成外科的手術を受ける人が多くみられたのです。現在も、美容形成は大流行。

アメリカでは、このような病理、つまり「強迫的な美へのこだわり」は、スーパーマーケットのレジの周囲に並べてある週刊誌の美しいグラビアモデルが影響を与えているとも伝えていました。

当時、私を驚かせたのは**「自分は顔全体が美しくない、醜い」**として、人と会うのをおびえ、マスクをしたり眼鏡をかけたり、さらに外から見えないように改良した車で外来にやって来る人もいたことです。最悪の場合は、完全に家にひきこもり、部屋から出ないケースもあったのです。

しかし、彼らは、むしろ美形に近かったのです。そんな彼らは、部屋にはもちろん、廊下や玄関などあらゆる場所に鏡を取りつけ、自分の顔をいつもチェックするという習慣になっていました。

そして、なかにはこんな醜い顔なので死んだほうがましだ……と嘆く人もいたのです。そして、実際に自殺者もいました。

特に男性は、女性のようにオープンに美醜の悩みを訴えることなく、おびえや悩みをひた隠しにしていた人が多かったので、この点では女性のほうが美醜へのこだわりが軽いとすら思えることもありました。

醜形恐怖の人は男女問わず、やや美形の人が多いのです。時に非の打ち所がない美しい人もいます。彼らは、美へのこだわりがきわめて強く、そのためにかえって少しの欠点を強く感じ、醜いと感じてしまう。

彼らは、**「美醜の客観性」**への認識が乏しく、**「主観的美醜」**にほとんど支配され強く縛られています。でも、当の本人たちは、縛られていることにまったく気づいていないのです。

人はなぜ美醜にこだわるのか……。

一番わかりやすいのは、種の保存と結びついた性的魅力でしょう。異性をひきつけ、種を広げようとする力です。

このような生物学的根拠は間違いない。人間にとっては、美しさそれ自体が魅力的なのです。つまり、バランスの取れている美しさそのものに人間は本来的に〝**快**〟を感じるのではないでしょうか。

だからこそ、それなしに芸術は成り立たないのです。おそらくホモ・サピエンスの発生時から美醜の感覚はあったのでしょう。かくて、美の枠組みは私たちのこころが本来的にもっているように思われるわけです。さらに物の豊かさによるこころの余裕が美しさの欲求をいっそう強くしているのでしょう。

また、美醜の判断は幼くてもみられるようです。そして、それは知能とも比例しているというのです。美醜の判断はかくて本来的に生物学的、心理学的根拠を有しているようです。

しかし、その**「とらわれ」**は〝より美しく〟の勢いが強く、消費社会の〝より豊か〟で〝より楽しく〟〝より美しく〟という**「終わりのない欲望」**と結びついてしまっているのです。この「果てしない欲望」に取り込まれてしまい、自分を見失うことになるのが「醜形恐怖」なのではないでしょうか。

1章 見た目にこだわるこころのゆがみ

4章 うつ病・強迫性障害との関わり

5章

摂食障害と醜形恐怖

6章

症例からみる醜形恐怖 Part.3

CONTENTS

7章

醜形恐怖になりやすい性格・条件

8章

美醜とは何か

最終章

対談　かづきれいこ×町沢静夫

見た目にこだわる
こころのゆがみ

1章

国際的な診断基準

いまの日本で、あるいは世界中で自分が美人であるか、そうでないかの美醜の問題は欠かせない価値観になっています。

特にテレビや動画を中心とした視覚映像では、美形であるか、そうでないかの判断は即座に行われてしまう。

瞬時に判断するにはこの**「みかけの美醜」**にとらわれてしまうのです。それは誰もが、認めざるを得ないのではないでしょうか。現代社会は「瞬時の」判断が要求されることで成り立っています。だからこそ、「美醜の判断」は現代に適しているとも言えます。

しかし、誰もがみかけの美醜だけでなく、その人のこころの在り方やこころの美しさも重要であることはとうに知っているはずです。しかし、こころの美しさを判断するより、みかけの判断のほうが早いので優先されてしまうものです。

また、この美醜はかなり「主観的」な見方が混入しているものであり、「充分な客観性」が得られるものではないのです。

時代が進めば進むほど、自分の顔の美醜にこだわることが強くなっていることが、否応なく知らされてしまう。それと同時に、よりいっそう前よりも自分の顔や身体を美しくする技術、あるいはこころ遣いが強くなり、実際に美しくなっていることも事実として認めざるを得ません。

しかし、すでに述べましたが、本書で問題とするのは、自分の顔に必要以上にこだわり、少しのことでも**「自分は醜い」**として社会生活上に苦痛を持っている人たちのことです。

まったく外に出ないという人もいます。会社に行けない、友だちと交流できない、という人たちです。

このような人たちに向かって、

「あなたは美しいではないですか」

「醜いなんて信じられないですよ」

と言っても、

「あなたは、人のことだから勝手なことをいう」

「自分の身になったら、醜いことで悩むに違いない」

と、返されるだけです。

このような反応は、**「拒食症」の人たちと似ています。**

拒食症の人たちは、体重が30kg前後になっても、なおかつ太っていると考えてしまう。

そこでダイエットをし、スポーツをしてやせることにストイックになる。

それが過度になり、たとえ生命維持の危険である25kg前後になっても納得できないのです。

このような拒食症の人たちを説得するのは、きわめて困難です。

話を「醜形恐怖」に戻しましょう。

醜いといって悩む人たちを、一般的に**「醜形恐怖」**と呼んでいます。でも、正式には「身体醜形障害」と診断されます。

「身体上の外見の欠陥もしくは欠点にとらわれている」

「醜くみえる、魅力的ではない、異常である、もしくはゆがんでいる」

と、彼らは信じています。

彼らがこだわるのは、「皮膚」「体毛」「鼻」「歯」「目」です。

DSM-5（アメリカ精神医学会の診断基準）で定義されている「身体醜形障害」は、以下のようになっています。

①「本人が醜いとする身体の部位がある」ということ。

②鏡による確認や身づくろいなど同じ確認行動が繰り返され、過度に他人と自分を比較するということ。

③その外見のとらわれによって苦痛が生じ、社会的、職業的領域において機能の障害が起こっているということ。

また、ICD-10（WHO＝世界保健機関の診断基準）という国際分類によれば、このような身体の美醜にこだわるものを「醜形恐怖」ないし「身体醜形障害」として位置づけています。

自分の身体の形に対して、客観的にはそれが認められないにもかかわらず、独特の醜さがあると信じ込み、そのため他人から軽蔑されたり、不快感を与えてしまう……として「対人的な関わりを恐れる状態」をいうわけです。

そして、だいたいこの病の人たちは、うつ病を併発していることが多いのです。割合にして80％にも達します。

醜形恐怖の三例

日本では「醜形恐怖」ないし「身体醜形障害」の特にこだわる部位としては、「顔」が圧倒的に多いと言えます。

とりわけ「目の周辺」や「鼻」にこだわる人が多い。このようなこだわりがあるために、何度も自分の顔をチェックしてしまうのです。そして、気になる部分を人に見せないようにマスクや眼鏡を使って隠そうとするのです。

目の周辺では、日本人は二重まぶたにこだわる人は多い。また、日本人は鼻の高さにこだわっています。しかし、アメリカでは逆に低さにこだわっているのです。「鼻が高すぎるのが嫌だ」と感じるアメリカ人は、少なくないということです。

以前、私のクリニックで同じ悩みを抱える男女を引き合わせて話をしたことがあります。

男性は女性に、こう言いました。

「君は美人だよ」

女性は男性に、こう言います。

「あなたはハンサムだわ」

お互いを、とても誉《ほ》めていたのです。

しかし、いったん自分のことになると、「自分は醜い」「見るのも耐えられない」という始末なのです。

この思い込みを変えるのは、とても難しいことです。

A子さんという女性の例があります。

このA子さんは「自分の頬《ほほ》が膨《ふく》らんでいて醜い」と訴えるのです。しかし、どう見ても膨らんでいるとは思えません。「膨らんでいるようには見えないですよ」と伝えても、A子さんは納得せず、鏡を見ながら「この部分だ」と説明し始めるのです。

結局、A子さんは美容形成をするかどうかをずっと迷っていました。この状態はその後1年続きましたが、症状はまったく改善することはありませんでした。

しかしある日、男性を連れて外来にやって来たのです。

不思議なことにそれ以降、頬の悩みを訴えることは格段に減ったのです。その後、ふたりは結婚し幸せになりました。もちろん、頬の悩みはすっかりなくなってしまったのです。**恋人を得ることが、大きな治癒《ちゆ》力になった**ということです。

また、男性Bさんは、母親と一緒に外来にやって来ました。自分の顔が醜くて外に出られない、という訴えです。

終始うつむき、私の顔を見ようとしません。すっかり落ち込んでいて、死にたい、こんな顔では生きていても仕方ないと訴えるのです。

母親は、それを聞きながら涙を流し「ちゃんとした顔をしているのに、なぜ醜いと言うのでしょうか?」と嘆いていました。

母親の言う通り、彼の顔はテレビに出てくるどのタレントよりも美しかったのです。にもかかわらず、彼のこの認識の激しさに当時の私は驚かされました。

彼らは「あなたは醜くないよ」と言ってもまったく受け付けないのです。

また、「目がきつい」と訴える女性・C子さんもいました。

私は彼女に「自分の顔を書いてみて」と言いました。すると、描かれた顔は実際の顔とは違い、目は細く垂れさがって吊っているように見えるのです。

このように自分の顔が醜いとするのは、C子さんにしてみれば、**「心理的現実」**あるいは現象であることが確かなのです。

生物としての美醜

人間の美醜というものの生物学的意味は、まずは他の動物と同じように異性をひきつける魅力になるのでしょう。

しかし、人間ともなると、性的魅力を超えているのです。

私のクリニックに来る認知症の方でも、可愛い顔をした人は、デイケアや老人の集まりでもみんなから可愛がられることが多いのです。

それも大きな「生物学的長所」を持っていると考えられます。

老人だけでなく、子供の場合も同じようなことが言えます。皆から可愛がられれば、生きる上で大きな意味を獲得したことになると思われるのです。

しかし、人間は美醜だけで価値が決まるわけではありません。やはり「知性」や「人との親和性（他人と仲良くやっていくこと）」といった要素が欠かせないのです。知性に恵まれていなければ、生き抜いていく力が問題となってきます。「人間の生存する力」を考えると、美醜だけでは解決できません。また、「人との親和性」が少なければ、集団行動がとれず、生きにくくなっていきます。

醜形恐怖は、怖いとおびえる**「恐怖症」**と、考えはおかしいと知っているものの、それを変えられない**「強迫観念」**と、まったく信じてしまっている**「妄想」**というレベルに分類できます。

このような醜形恐怖の人たちは、**「人間の価値は美醜にある」**という画一的な考え方に陥っています。

運動能力が優れて個性を発揮できる人、知的な能力が高くてそれなりに評価をされている人、人への優しさで人から喜ばれている人………その他、さまざまな個性がおりなして私たちの社会は成り立っています。

そう考えると、美醜だけにこだわるのは明らかに行き過ぎたものです。

個性を認める幅の広さや、誰もが持っているであろう「知性」が求められることにもなるのです。

思春期と醜形恐怖

顔の美醜を気にし始めるのは、思春期です。したがって醜形恐怖は思春期ごろに発症することが大部分です。

思春期は一番多感な年ごろであり、自意識が不安定であると同時に、自意識の高まりも生じてきます。したがって、**「他人が自分をどう見るか？」**ということに敏感になります。

そして「他人がどう見るか？」という意見の総合で、「自分が成り立つ」と考えていることが多いのです。

思春期は「自分で自分を作り上げる」といったアイデンティティの成立が、いささか弱い時期でもあるということです。それでいて「自分とは何か？」と考え込むことも多い年齢です。

このころに醜形恐怖が生じるというわけです。

醜形恐怖は古くからみられるもので、ヨーロッパでは１００年以上前から報告されています。精神医学の父エミール・クレペリンの時代にも認められ、彼はこれを「強迫神経症」

の一種と考えていました。

また、フランスのピエール・ジャネもこの醜形恐怖を強迫観念と考えていたようです。有名なフロイトも、症例（オオカミ男）の分析のなかで、オオカミ男は自分の鼻に過剰な関心を示していたと記しています。

このように、ヨーロッパでは醜形恐怖の存在が知られていました。

アメリカで醜形恐怖が明確になったのは、意外と最近で、１９８０年のＤＳＭ-Ⅲ（アメリカ精神医学会作成の精神科診断マニュアル）の発行以降です。

１００年以上前から報告されているとはいえ、十分な研究がなされたわけではありません。

多くの醜形恐怖の人たちは、直接精神科に来るのではなく、皮膚科や内科、形成外科などを経てやってくることもひとつの原因になっているようです。

アメリカの調査では、50％以上の大学生たちが自分の特定の部分に何らかのこだわりを示しています。そのうち25％以上の人たちが自分の感情や日常生活に影響を与えるという報告があるのです。

また、アメリカでのこだわりの多い身体の部分は、まず髪の毛へのこだわりが63％と非常に多く、次いで鼻、皮膚が50％となっています。目は27％、頭や顔が20％、身体全体や骨の形が20%、くちびる、あご、腰17%、歯、足、ひざ13%、胸や胸の筋肉、自分の身体全体を醜いと考える人は10%、耳、頬、ペニス7%、手、腕、首、額、顔の筋肉、肩、おしり3%と報告されています。このように醜形恐怖は、ほぼ身体全体を網羅《もうら》していると言ってよいでしょう。

私の経験では、**日本人に多いのはやはり顔が美しくない**、という訴えです。

美容形成との関わり

鼻や目の形、特に二重かどうか、くちびるの厚さ、顎の張り、さらに眉毛、すね毛などの毛が濃いといったことを訴えます。

特定の部位にこだわりを持つ患者さんは多いのです。

時には、「足が長い」といった訴えをする少女もいました。

若い男性では、自分のペニスの形が悪い、小さい、包茎ではないかという訴えも多くみられました。

こういう問題は隠したい気持ちが大きいため、数字としてはなかなか表に出ることはありません。

ちなみに性器へのこだわりについては、女性にもみられます。

このような醜形恐怖の人たちは、「うつ病」を併発している人が80％を超えていると先述しました。

そこに加えて、「不安障害」……特に恐怖症、なかでも社会に出たくない、人に交わりたくないという「社会恐怖」が多くみられます。

また「強迫性障害」や「妄想障害」が加わっていることも多く、被害妄想が特徴的な「統合失調症」との併発も多くみられるのです。

しかし、精神科の外来に来る醜形恐怖の人たちは、現在やや減っているように感じられます。

ただ、実際に患者自体が減っているわけではなく、むしろ増えているでしょう。精神科では以前より少し減少しているのです。

それはなぜでしょうか。軽い醜形恐怖は、「美容形成」にて手術を受けているからだと考えられます。

醜形恐怖は、日本では美容形成に吸収されつつあるのです。

しかし、それがいいことなのかは疑問であると言わざるを得ません。

醜形恐怖治療の難しさ

醜形恐怖には薬物療法があります。

ＳＳＲＩというセロトニン（こころの不安を軽くする効果がある神経伝達物質）を出す薬が有効だという報告が出ています。

醜形恐怖は、脳の尾状核《びじょうかく》という部分に問題があり、セロトニンが少ないのが原因なのではないか？……とも言われています。

しかし、私の臨床経験では必ずしもセロトニンで十分有効とは言い切れません。薬だけでは醜形恐怖を完治させるということは難しいと思います。ただ、軽い醜形恐怖、つまり恐怖症レベルの醜形恐怖には、わりとよく効きます。

強迫観念や妄想傾向の強い醜形恐怖には、ＳＳＲＩでは効果はあまり見られないというのが私の実感です。

また、薬物ではなくカウンセリングなどの精神療法もあります。

精神療法では認知行動療法が有効だといわれています。しかし、それも恐怖症レベルの醜形恐怖に対してだけです。

強迫的あるいは妄想的なレベルの醜形恐怖の人には、認知行動療法はまったく効果が感じられないのです。

それは、彼らは**「言葉を信じない」**からです。

「あなたは醜くないですよ」と言っても、信じようとしません。

むしろ逆に、私に向かってこんなことを言ってくる患者さんもいます。

「先生はえらの張り方が凄いですね、美容形成をしたいと思いませんか？」

そんなことは考えていないですよと答えると、次は「先生はくちびるが厚いですね、恥ずかしくないですか？　よく平気で外を歩けますね、偉いですね」と言ってきます。

つい苦笑してしまいますが、このように私も醜形恐怖の闇のなかに引きずりこまれてしまうのです。

顔は履歴書

かつて評論家の大宅壮一氏は、**「顔は男の履歴書である」**という名言を残しています。

これは男性に限らず、女性にも言えます。

確かに人の顔を見れば、見た目だけでなく、その人の生き様、性格、感情などがだいたい予測できます。

だからこそ、その人の顔を見るだけでその人の履歴書が見える、ということになるのです。したがって、その顔を美容形成で変えてしまうということは、履歴書を書きかえるということにもなります。

それはアイデンティティを崩してしまうことと同一であると言ってもいいでしょう。私たちは自分の履歴書に基づいて生き、そして自己主張をし、自分の力を発揮して生きていきたいものです。

しかし、なお人間は美醜にとらわれてしまうわけです。

人と接触する場合、まず注目するのはその人の感覚的印象です。顔の印象、表情、美醜といった要素がまず把握されやすいのです。

つまり「情報化されやすい領域」がまずわれわれの目に入り、心に残るものだと考えられます。しかし、やがてはその人の「人となり」「こころの在り方」「性格」………そういったものが次第に積み重なり、その人の印象として定着するようになっていきます。

そして、「顔や姿といったわかりやすい情報」から、「こころのなかの情報」が融合された印象ができ上がるのが普通でしょう。

しかし、現代のような情報社会では、時間のかかる情報は顧みられなくなる可能性が高いのです。表面上の情報だけで、過ぎ去っていくことが多いからです。

こうなると、見かけの美醜というものが大きな要素になるのも、ある意味で時代的に仕方がない……とも言えます。

スピードが求められる時代

見かけだけの判断は、本当に人を理解するのには不十分であり、失敗や間違いが多いものです。その意味では、見かけだけの情報だけで評価をまとめてしまうのは、ある意味、現代の病理だとも言えるでしょう。

もちろん昔も、この見かけの印象にとらわれて、印象を即座に作り上げてしまっていたことに変わりはありません。

しかし、内面的あるいは性格的な情報が、次第に強まっていく時間的余裕があったのです。それが見かけの印象を修正してくれていたのでしょう。

ところが、いまのような情報社会では、この見かけの印象の危険性を修正する余裕がない。また、修正の時間を嫌うと言ってもいいのかもしれないのです。

現代の時の流れは速い。さまざまな情報はかつてよりもきわめて速いスピードで進んでいます。

したがっていろいろな情報も早く、しかも情報の量が多いまま、進んでいくのです。じっくり情報を把握するということが、きわめて困難な時代であるとも言えるでしょう。

現にテレビのニュースなどは、驚くべき情報の速さです。

便利であることは事実です。しかし、じっくり考える時間と余裕がないのです。また、週刊誌や月刊誌、ネットによる情報量の多さも驚くべきことであり、あっという間にわれわれの目に触れることになります。

そのため、考える余裕がなくなってしまうのです。われわれは、そのことを便利として受け入れているから、仕方ないことでもあります。

かくて人を見るに際して、その美醜に強く影響を受けていくのも、この情報社会と密接に結びついているからでしょう。

現代という情報社会にとっては、スピードだけが重視され、意味の把握が置き去りにされているとも言えるのです。

醜形恐怖（身体醜形障害）は、まさにこの見かけの美しさを追求するあまり、行き過ぎて病的になったと考えられます。見かけがすべてと思っている彼らこそ、ある意味、最先端の人たちなのです。

美醜に過敏であるということ

女性が美醜にこだわるということは、男性の視線というものに敏感である、ということでもあります。

つまり、男性が女性の美醜への執着があることで、女性がそれを受け、自分の美醜にこだわるという相互関係が成り立っているわけです。

女性は、自分が美人であるという思いがあれば、実に堂々と自信を持って生きているように見えます。

美人であるという自信が、すべての側面、特に劣等感を覆《おお》い隠しているかのようです。

女性にとって美人であることの意味が男性よりも大きいことは女性自身が一番わかっているのです。

醜形恐怖の人たちは、自分を美しく見せようとする**「自意識」**がきわめて強いのだろうと思うかもしれません。

実際は**「普通に見られたい、普通でいたい」**というのが彼らの願いなのです。

しかし私たちから見ると、十分に美しいにもかかわらず、それを醜いと主張するとなると、人よりも美しくなりたいのか？　という見方になってしまいます。

要は、自分の美醜に異様に過敏ということなのです。専門的に言うならば、**「強迫的にこだわっている」**といっていいでしょう。

そう、強迫的にこだわる……というならば、精神科の疾患はだいたい強迫的にこだわっているものです。

たとえば、めまいがする、心臓がおかしい、いつもお腹が痛いと訴える**「心気症」**の人たちがいます。実際は違うのに、病気だと思いこんでしまっているのが「心気症」です。

実際はあまり症状がないのにもかかわらず、強く訴えることもあります。したがって、いつも細かい身体の症状に悩まされ続けてしまうのです。これも自分の身体の症状に「強迫的にこだわっている」ということでしょう。

あるいはまた、拒食症の人たちの体重に対する異様なこだわり、自分は白い骨のようでありたいと願い、やせることに異様なこだわりを示すことも、「強迫的」な考えです。

また、自分の身体から匂いが出ている、という自己臭恐怖の人たちも、異様なまでに自分の匂いというものにこだわります。これは、強迫というものを超えた妄想に近いものです。

強いこだわりが生み出す疾患

精神疾患は、異様なほどの「強いこだわり」「強迫的な観念」というものと強く結びついているのでしょう。

「強迫性障害」という中核的疾患があります。たとえば外出するときにドアの開け閉めにとても神経質になり、何度も何度も確かめる。5回も6回も確かめた後にやっと気持ちが納得し、外に出られる……という疾患です。

あるいはまた、物に触ると不潔だということにとらわれ、何度も何度も手が赤くなるまで洗うという**「洗浄強迫」**というものもあります。

このような強迫性障害と、醜形恐怖（身体醜形障害）がきわめて似ていることは、言うまでもないことです。

ただ、強迫性障害よりも、醜形恐怖のほうが深刻なことが多いものです。強迫性障害で自分の人生に絶望して「死にたい」と言う人は、それほど多くはありません。

しかし、醜形恐怖の人たちは、だいたいこんな顔では自分は死んだほうがましだと考えている人が多いのです。実際、すでに述べたように醜形恐怖のほうが、自殺を引き起こし

やすい **「うつ病」** と強く結びついているのです。

鏡を見てばかりいる人々

この人たちの典型的な「強迫行動」は、よく鏡で自分の顔や身体をチェックするということです。

朝、学校や職場に行く前に長い時間、鏡の前で細かい点検の時間があるのです。そして、あらゆる角度から眺《なが》めて調べ、30分程度鏡を見続けるのです。しかも鏡は、自分の部屋にはもちろん、さらに廊下や玄関にもたくさん設置してあります。

多くの人は、鏡で自分の顔や身体を点検するという強迫行動は、きわめてありふれた症状です。逆に、さらに症状の強い人は、鏡を見ること自体を怖がり、まったく鏡を置きません。

醜形恐怖の人たちが悩むのは、自分の実際の客観的な顔の美醜ではなく、本人が主観的にとらえている **「イメージのゆがみ」** であることを理解しなければなりません。

彼らがいかに美人やハンサムであったとしても、それを否定して自分は醜いと悩んでいるのです。

「そんなに悩むことはない、醜くはない」

と言って、簡単に済むと思ったら大間違いです。すでに述べたように、目の醜さを訴える少女は、その顔を紙に書かせると実際とはかけ離れた糸のように細く醜い目を描きます。

私はその絵を見てびっくりしましたが、もしそう見えているのだとしたら、少女が悩むのもわかります。

多くの醜形恐怖の人たちは、このように自分で描いた主観的なイメージがゆがんでいるのです。まずは、そのことを理解することが大切になります。

「人からみればつまらないこと」でも、**「本人にとっては大問題」**であるところに深刻さがあるのです。

いくら鏡を見ても、彼らの目に映っているものは、私たちに見えているものとは違っているのです。

変化する見た目と対人恐怖

外観からその人の身体や顔の美醜を意識するのが醜形恐怖です。しかし逆に、その人の**「こころの在り方」**あるいは**「人格の在り方」**によって、顔の美醜が変化していくということもあります。

たとえば、ある斜視《しゃし》の学生がいました。始めはおや？　と思っていましたが、その学生はきわめて教養が高く、しかも優れた人格でした。謙虚でありながらも、自分の考えをしっかり持っていて、堂々としているのです。

そうなると、斜視については、醜いというより、むしろその学生の人格の高潔さを示すものとして見えてくるのです。

内面から外見の様子が変わるとは、このことではないでしょうか。彼の斜視が、かえって彼の高潔さと自立する力を表現しているように私は感じたのです。

醜形恐怖は、主に本人の強迫観念から成り立っていると言っていいのですが、外からの影響がないというわけではありません。

人からおでこが広いと言われたことがきっかけとなり、何度も鏡で確認するようになったという人もいます。そしてそうした小さな出来事から、しまいには外に出ることすら怖くなってしまうこともあるのです。

それは、ちょうど拒食症の人が、人から太っていると言われたことがきっかけで、極端にやせることにこだわり始めることとよく似ています。

醜形恐怖の人たちは、だいたい対人過敏であり対人恐怖症であるといっていいでしょう。

対人恐怖症というのは、自分が完全に愛されたい、好かれたいという欲求のために、相手に対して緊張してしまうものです。その結果、ぎこちなくなってしまうわけです。

対人恐怖症は、現在ではやや減りつつありますが、日本特有の疾患としていまもあります。かつての日本では、建前というものを強く意識しなければならなかったので、いまより多かったのです。この生真面目な建前主義が緊張を呼び、他人と会うことに対しておびえるということになってしまうのが対人恐怖症です。

これは、相手が自分をどう見るかという判断を、自分ではまったく左右することができず、そのための恐怖感であるといっていいでしょう。自分はどう見られてもいいんだ……という或る種の開き直りができないのです。

対人恐怖という症状は、外国人にはなかなか理解しにくいものです。**実際、アメリカ人に対人恐怖はまずない**といってもいいでしょう。

対人恐怖の背景にある欲望は、相手の意識を自分の思うがままにしようという意識が働いています。

つまり、日本では**「相手を個人として認める力」**が弱いということです。

また、「私は私、相手は相手」という個別化が十分にできない文化を背景として起こっているとも考えられます。

そして相手に自分の世界に入ってもらい、自分のなかに安全な場所を作ろうとするわけです。しかしながら、相手を自分の思う雰囲気のなかに入れさせることはなかなかできないので、おびえてしまい、対人恐怖というものになるのだと考えられます。

対人恐怖症というのは、一見すると非常に弱さの目立つものですが、**その裏には傲慢《ごうまん》な自己中心性が控えている**と言えるでしょう。

かくて、対人恐怖というのは、甘えと依存の裏返しであり、それは日本に流れている甘えの文化をよく表しているのです。

次の章からは、具体的な症例をもとに解説していきます。

症例からみる醜形恐怖

Part.1

2章

症例 1

「顔の左側が醜い、外出が苦痛」という女子大生

すでに述べたように、醜形恐怖の症状はさまざまです。

私が最初に出会った症例は、女子大生でした。彼女は「自分の顔は右から見ればそこそこの顔だけど、左から見られるとブスだ」と言うのです。

そして「そのために学校や街中に出かけるのが大変に苦痛だ」と訴え、診察室で泣き始めました。

正直なところ、私から見れば可愛い女の子で、右も左もさしたる違いがあるとは思えません。しかし彼女は「先生、この右と左の違いがわかりませんか？」と言うのです。

「いやぁ、わからない」と答えると、「先生、それは嘘《うそ》を言っているのでしょう。本当は左から見ると、とっても醜いことを知っていながら、私を守ろうとしているのでしょう。そういうことは言わないで。正直に言ってよ」

「いや、正直に言っているつもりですが」

すると彼女は「嘘！」と言ったきり、また涙するのであった。

このやりとりは果てしないもので、私のすべきことは、その顔の美醜へのこだわりから

少しずつ離してあげることしかありませんでした。外来に来たとき、できるだけ楽しい話、日常の話をしてお互いに笑いながら、ほんの少し彼女の顔の美醜の話を聞いてあげる、というような面接となっていました。

実際、彼女の日常は大変に苦労の多いものでした。自分の左側を見られまいと、できるだけ左側の壁に沿って歩こうとしたり、電車に乗っても左側を見られないように立つ位置を工夫していたのです。これでは毎日が苦痛なのは当然でしょう。

なぜこのようなことになってしまうのでしょうか。

治療の中でひとつ気がついたのは、**彼女は非常に依存心が強く、甘えん坊だということ**です。治療中も、まるで5歳の子どものように私に対して甘えてくるのです。

彼女の家は、とりたてて変わった家庭ではありませんでした。父母と兄という4人家族で、彼女はどちらかというとお父さん子。

父親は自営業を営んでいましたが、ある時期から急激に忙しくなったのです。そのために彼女に対する関心が薄らぎ、彼女は大変に寂しいと感じていたようです。

しかし女子大生にもなって、父親の関心がなくなってしまったから寂しいと感ずるところに、彼女の未熟な部分があると思わざるを得ませんでした。

本当の原因は、このような未成熟、甘えといったところにあるはずです。父親の関心が得られないため不安になり、その不安が自分の顔の美醜の問題に置き換えられてしまったのです。

これはフロイトら精神分析の人たちが言う**「防衛機制」**のひとつであり、**「置き換え」**のメカニズムです。私はそう解釈しました。

もちろん、この点をそのまま彼女に伝えるのは危険です。私はむしろ支持療法的に彼女の悩みを受け入れ、そしてできるだけ外《そ》らし、成熟を待つというスタイルをとりました。

こうして半年ほど経つと、彼女は顔の美醜をあまり言わないようになりました。毎週きちんと通っていた外来も2～3週間に1回、月に1回となり、ついには薬を飲まないようにもなったのです。

1年も経ったころ、彼女は自分の恋人を連れてきて私に紹介し、「先生の外来に来ても、何か精神科っていう感じがしないのよね。親戚のオジさんに会っている感じ」と笑っていました。もうすでに彼女は自分の顔の左右、特に左側が醜いとする考えを忘れていたのです。

そして自分に自信を持ち、恋人を見つけて堂々とその彼を私のところに連れてくるという、それまでの彼女には考えられない大胆な行動をとることができるようになったのです。

最後に彼女はこう言いました。

「先生、いままで私は自分の顔が醜いなんて言っていたけど、本当は劣等感なんだよね。その劣等感って、本当は自分自身の未成熟からきていた。ちゃんとした大人っぽい人を見ると自分が圧倒されるものだから、劣等感を感じていたんだと思う。先生、長い間ありがとう。なんだか馬鹿な時間を過ごしたというような気もするけど、先生と会っていた時間はとても楽しかったし、感謝しています」

そして、可愛い人形を置いて去っていったのです。このように彼女自身が解釈し、自ら治っていったというわけです。

私のほうから解釈するというタイミングが、実につかみにくい患者だったとも言えます。したがってこのような成り行きは、私にとってきわめて**「幸運な」**治療の展開であったのです。

しかし、このように解釈することで治ったり、あるいは解釈できるということは実際少ないものです。醜形恐怖は何らかの劣等感の置き換えが多いのですが、はっきり対応づけることは難しいのです。大半は解釈できないと言ってもいいでしょう。

むしろ**「他人に自然に受け入れられることの体験」**が重要な気がするのです。

症例 2

「顔の色が黒い」と不登校になった男子高校生

次は、高校3年生の男性の症例です。

彼の悩みは「自分の顔の色が黒くて醜い」というものでした。

確かにやや黒いものの、日本人としてはありふれた黒さのレベルです。しかし、彼は顔の色が黒いということで「みんなにからかわれる」と不登校を起こしていました。

始めは母親だけが相談に来て薬をもらっていたのですが、やがて彼が現れました。いささかうつ病的で、しかも攻撃性が強い患者さんでした。

「こんな黒い醜い顔を先生にまでさらさなければいけないなんて、僕は母親に怒っているのですよ。ただでさえ辛いのに、わざわざ外に出て、電車に乗って、そしてこんな病院に来るなんて。これは病気ではないでしょう。要するに僕の顔が黒くなければいいというだけの話であって、もっと白くなるような、そんな手術や薬はないのですか?」と、ほとんど怒りっぱなしの面接でした。

彼に「そんなに黒くないよ」と言っても、まったく通じる世界ではなかったのです。顔が黒いという確信を持ち、どんな他人の意見も聞き入れようとはしない。母親はおろおろして「この子の顔が黒いと言っても、さして黒いわけではないのに、どうしてここまでこだわるのでしょうか」と嘆いています。

彼はひそかに形成外科に行って、顔の色が白くなる方法はないのかと聞き、「そんな馬鹿な方法があるか」と先生に一喝《いっかつ》されて帰ってきていました。そして彼は「あんな人の弱さを理解しない医者なんて許せない。あんなのは医者じゃない」と怒っているのです。

さらに特別なエステにも通っていたようです。そこでどんな方法で白くしようとするのか、私には知る由《よし》もないですが、ともかくしばらくは通っていたようです。

高額な費用をかけていたらしい。母親は「とても、かかりました」と言うのみでした。

彼はやがてどこから聞いたか、化粧品やさまざまな薬を仕入れてきて、それらをつけたり飲んだり、という工夫をしていました。しかし相変わらず外に出ることはできません。

彼は私に対して「先生だって僕の顔を白くさえすればいいのですから。別に精神科に来る必要はないのですよ」と言いつつも、私のところに通い続けていました。ほかに受け手となる医者がいないため、仕方なく私のところに来ていたという感じでした。

「人にモテないような、こんな人間は生きていてもしょうがないですよね。青春なんてないですよ。みんな女の子とデートして、ディズニーランドへ行ったりして楽しんでいるのに、僕はたったひとりで家にいるのですからね。まったく暗い青春ってやつですよ」

彼はそう言って、嘆くのです。

私はかなり信頼関係ができたときに、こう言いました。

「君の顔が黒いから人に嫌われるというのは、正直なところ私には十分納得できるものではないです。しかし君がそれを気にしているというのはよくわかる。だから君の意識はすべてそこに集まってしまい、他のことが考えられなくなっている状態だと思う。なぜ自分の顔の黒さが気になってきたのでしょうか。君もそのへんを考えてみたらどうですか」

「気にし始めたのは高校1年生になったころ、部活で野球部に入ったころかなぁ。練習の後、友達とふざけていたとき、みんなも日に焼けて黒いはずなのに、お前もずいぶん黒くなったなぁと言われて、ドキッとしてしまったのです。自分でも前から自分の顔は黒いのではないかと思っていただけに、そのときに言われたことが大変なショックでした。でも考えてみれば、みんなも黒い顔をしていたような気もしないではないですけど、僕の顔が際立って黒かったのでしょうか」

「いや、そうじゃないですよ。みんなも日に焼けて色が黒くて、君もようやく他の仲間と同じくらいに日に焼けた黒い顔になったから言ったに過ぎなかったのに、君は自分自身、自分の顔は黒いのではないか、と前々から潜んでいたものがあって、それと合体してしまったに過ぎないのではないかな」

私はそう伝えました。

「ということは、僕が黒いことで劣等感を持っているのは、そのとき以来の間違いなのでしょうか」

「そうかもしれない。それと同時に、君自身そろそろ異性を意識するわけだし、ガールフレンドをどう作ったらいいのか、どう女性と接したらいいのかわからない、接するのが怖い、嫌われるのが怖い、というのがあって、嫌われるくらいなら接しないでいよう、と決め込んでいるところがないですか。そしてあたかも女性にはまったく関心がないように君は暮らしている。しかし、顔の美醜を気にするということは、最終的には異性を意識している、気にしている、と考えるべきなんです。となると、君は女性に関心がありながら、女性に近づいていって拒否されることにおびえ、そしてそれがすべて劣等感となり、その劣等感が自分の顔の美醜になってしまったのでは？　本当に問題にすべきなのは、君自身のこころの在り方なのではないでしょうか」

私がそう言うと、彼の表情から怒りといらだちが消え、考え込むように静かにうつむいてしまった。

しかし、やがて彼は顔を上げます。

「先生、僕は本当のことを言うと、そんなに女性にモテたいなんて思っていないですよ。

全然ないといったら嘘になるけど、そんなに思っていませんから先生の考えには納得できません。ただ僕は野球が好きで野球部に入ったのですが、なかなかみんなのなかに入っていけないということで苦しんでいたのだと思います。早くみんなとうち解けたい。でも、なんかみんなとの間に距離があって、そこでいろいろ悩んでいたように思います。それと僕が顔が黒いと悩むことと関係があると思いますか？」

「それは当然あると思う。やはり君はやや神経質で、また対人関係もそんなに得意ではなさそうだ。となると、どうやって人のなかに入っていったらいいか、ということで悩むのは当然で、その**悩みの一部が自分の顔の黒さという劣等感**になっていったのだと思います。そう考えたらわかりやすいかもしれない」

「……そうだと思いますね。僕はとても気遣いがひどいのです。何しろひとりっ子ですから。母親と父親に可愛がられて、甘ったれですから。そのくせ人と積極的に関わることに自信がなくて、いつも引っ込んでばかりいたのです。だから高校生になって野球部に入ったときも、みんなのなかに積極的に入っていこうと意気込んでいたのですが、でもやっぱりみんなのなかに入っていけない、という悩みがあったのだと思います」

このような話し合いから、焦点は対人関係の問題に移っていき、顔が黒いという話題は消えていきました。

やがて彼はたくましい野球部員に成長し、甲子園を目指して練習に励み始めて、私の外来には姿を見せなくなっていったのです。

このような色の醜形恐怖は、だいたいさしたる色ではないことが多いのです。常識的なレベルの色なのに、それを過大に評価し、おびえている。顔や身体のシミ、時に毛についても過大にみておびえることも多い。どうせ人と比べるなら、正確に、かつ客観的に比べてもらいたいところです。

しかし、妙に自己本位な比較で苦しんでしまうのです。この場合も**対人関係の劣等感が自分の美醜観にゆがみを与えている**。いったん公平な見方からずれると、それを修正することができなくなってしまうようです。

症例3 「目がきつい」と家に閉じこもりの女子大生

自分の目がきついと思い込み、人のなかに入っていけない、大学にも行けない、就職もできない、と家のなかに閉じこもりの女子大生の例を挙げてみましょう。

このケースも、母親が相談に来ました。

「自分の娘は顔が悪いといって外に出ない。ただ宅建の試験勉強だけをしているのです。

そしてこんな顔に生んだ親が悪い、と言って暴れ、私たちは暴力を受けて苦しんでいるのです。なんとかならないでしょうか」

何回か母親との面接があった後に、彼女も訪れてきました。見たところ、とりたてて目がきついということはありません。ただ、怒りが強そうだな、ということはすぐにわかりました。それは全体の表情から醸《かも》し出されるもので、実際、家で暴力を振るったり、怒ってばかりいるので当然の表情だったのでしょう。

「先生、この目のきつさというのがわかりますか？」

彼女はそう言ってきます。

「いや、私はそんなに君の目がきついとは思わないけど」

「じゃ、ともかくきつくなくても醜いでしょう」

「いや、そんなに醜いかなぁ」

「先生、私をかばうのが職業だと思ったら大間違いですよ。正直なことを言うべきですよ」

彼女は苛立《いらだ》ちを隠さず、けんか腰になって私にくってかかってくるのです。

そもそも、このような怒りを含んだ問いかけをすること自体が彼女の一番の問題点ではないか、と思えるほどでした。

そのことを彼女に伝えると、跳《は》ね返されてしまいました。

「そんなことないでしょう。**私は目がちゃんときれいでありすれば、外へも出られるし就職もできるし、ハッピーなはず**なんです。怒ってばかりいることが悪いだなんて、それはもとを正せば目がきついからでしょう。私が普通の子であれば、宅建の勉強もしなくていいのですから！」

それでも、彼女は来なくなるということはありませんでした。

ある日、こんなことを言い出しました。

「先生、私変わったところがあるでしょう」

「えっ、どこ？」

すると彼女は怒り出しました。

「どうしてわからないのですか！　先生、目を手術したんですよ。二重《ふたえ》に。私は目がきついですから、それを二重に治したのです。わからないのですか？」

わかって当然というように、私に言ってくるのです。

しかし正直なところ、まだ手術後間もないせいかその目はむくんでいて、とても二重と言えるものではありません。

むしろ前よりも不自然な目で、私には手術の失敗としか思えないものでした。それでも私は、こう言うしかありませんでした。

「まぁまぁ目が二重になって、優しい目になったとするなら、それは良かった」

しかし、この手術をしたからといって、彼女は家を出ることはなかったのです。そして一生懸命、宅建の勉強をするのみで、大学は中退することに決めていました。

そして、ある当直明けの朝、突然彼女が私のところにやってきたのです。

「先生、私は母親にこんなに暴力を振るわれたんです。こんな暴力家庭、あると思いますか？」

そして顔のアザを見せ、こう言いました。

「大事な顔をこんなに殴りつけるのだから人間じゃないですよ！」

私もびっくりしました。

「これはちょっとひどいな。お母さんは、今日いるの？」

「いますよ、あそこに」

そしてお母さんを招き入れました。すると彼女はすーっと面接室から出て行ってしまいました。

娘がいない面接室で、母親はこう言います。

「先生、娘の言うことを聞けば、いかにも私が悪いように聞こえたでしょう。でも私の身体を見てください」

母親の両足を見るとは丸太棒のように腫《は》れあがり、内出血して紫色になっていました。顔自体もむくんでアザだらけで、これも紫色になっており、母親のほうがよほどひどい虐待《ぎゃくたい》を受けたのではないか、と思えるほどの傷でした。

詳しく聞いてみると、**「こんな醜い顔に生んだ責任を取れ」**と彼女が母親に殴りかかり、母親は防衛しただけだったということがわかりました。

結局、手術はなんの意味もなかったのです。そして手術した形成外科医は、いったいどんなつもりで手術をしたのか、という疑いを持たざるを得ませんでした。

形成外科には、このような醜形恐怖の人が非常に多く訪れていると思われます。したがって**精神科と連携しなければならないケースは多いはず**です。しかし簡単に手術をしてしまう形成外科というのは、われわれのような精神科医に言わせれば、いささか迷惑なことが多いのです。

醜形恐怖のほとんどの人たちは、形成外科的手術を望んでおり、また実際に手術を受けます。**プチ形成なら当たり前に行われています**。

しかし、醜形恐怖は心理学的、精神医学的問題なのです。形成手術で解決しようとしても、何度も何度も形成手術を繰り返すだけで、それはお金がなくなるまで続いてしまう。

このケースは、彼女の突然の飛び降り自殺という結末で幕を閉じました。

そこまで彼女は自分の美醜にこだわったのです。やはり彼女の場合も治すべきは顔ではなく、心の問題、感情と怒りのコントロールの問題であったことは言うまでもありません。自分の**「感情のコントロールができない不安」**が醜形恐怖を作り出したように思われるケースです。症状は、こうした「不安」の置き換えであることが多いのです。

症例4 「脚が長すぎる」と不登校になった女子高生

170㎝と非常に背の高い高校2年生の女の子の例を見てみましょう。

両親に連れられて私の外来にやって来た彼女はさめざめと泣きながら、こう言うのです。「こんなに脚が長いので、私は目立ってしょうがない。人よりも目立ち、私はとても苦しいのです。しかもすらっとしたきれいな脚ではなくて、ぼてっとしていて、とてもみっともない脚です。これさえなければ、どんなにか私の人生は楽しいのに」

彼女は脚が長いということで不登校になり、進級できるかどうかのギリギリの地点に立っていました。

私は、入院して病院から学校へ行くよう勧めました。しかし「私は精神科の患者ではありません」と簡単に拒否されてしまいました。

彼女は抗うつ剤を服用することで多少改善し、明るくなって私の外来に通っていました。しかし、相変わらず「この脚が長くなければ……」とため息をつくのです。

そしてある日**「先生、脚を切る手術というのはできるのでしょうか？」**という、とんでもないことを私に問いかけてきました。私はこう答えました。

「脚を切るなんて何を言っているのだ。君みたいに背が高ければ、むしろみんなから羨《うらや》ましがられるじゃないか。モデルにもなれるだろし、バレーボールやバスケットの選手にも誘われるでしょう。背が高いということは、ある意味でどこの国でもステータスですよ。つまり長所として羨ましがられることなのだよ」

しかし彼女は納得しません。

「先生は、結局、私の気持ちをわかってない。私は背が高くて、みんなから目立つことで苦しんでいる。しかも脚の格好はスマートじゃないのですから。その苦しみは女でなければわからないと思います」

この種の患者特有の、いつもと同じ訴えを繰り返すのです。

ところが後日、私のところに彼女から手紙が来ました。

「先生、私、最近すっかりよくなりました。もう学校に行こうかと思っています。脚が長いといっても、それを気にしないで学校に行き、卒業するつもりです」という簡単な内容でしたが、実際、その日から彼女は学校に行き始めたのです。

しかし、1日、2日、3日と学校に行きながら、4日目に突然、彼女はビルから飛び降りて自殺をしてしまいました。

ご両親の嘆きと悲しみは深く激しく、私の目の前で滂沱《ぼうだ》の涙を流して泣き崩れていました。なぜ脚が長いからといって醜いと思うのか、なぜ脚が長いからといって死ななければならないのか。これは、私にもご両親にも不可解なものでした。私ができるだけ早く彼女のこころのメカニズムを知るべきだったが遅きに失した、というのが失敗の原因だったと思われます。

一見よくなったようで、学校に行くとのことで親も私もほっとしました。しかし、その間をぬってきっぱり覚悟をしてしまったのです。

本当の奥にある不安は、何だったのでしょうか？

対人関係能力の障害は想像しやすいですが、そこを問題にすることはなかったのです。むしろ彼女は否定していました。でも、そうだったのだろうといまの私は思っています。

症例5 「オカマの顔をしている」と10年間、家に閉じこもりきりの青年

醜形恐怖は「見た目」重視の現代を如実に示しています。

次は、「自分の顔が同性愛の顔をしている」という恐怖によって外出せず、家に閉じこもったままの27歳の青年のケースです。彼は家から一歩も外に出ないので、母親がひとりで相談にやって来ました。

母親の話によると、彼は中学3年から不登校が始まり、中学は卒業したものの、高校に入るなりまったく行かず、それっきり閉じこもってしまったというのです。

したがって閉じこもってから、かれこれ10年以上が経っているわけです。

母親は「この子は気が弱く仲間作りをちゃんとできないから不登校になるのだ。いずれ強くなるだろう」と見守っていました。

しかし、いつまでたっても高校に行くことはなく家に閉じこもり、中退することになってしまいました。

ところがある日、「お母さん、聞いてくれ。これが人が怖くなった原因なのだ」と本人が実際に起こった出来事をポツリポツリと母親に述べ始めたのです。

涙を流しながら、彼が語ったところによれば、中学2年生のときに、いたずらっ子の上級生たちにトイレに連れて行かれ、ズボンやパンツを引きずり下ろされてからかわれ、「お前は女みたいな奴だ」と、はやしたてられたと言うのです。

それに対して彼は、怒ったものの、気が弱いため、彼らに反撃することができませんでした。その日、家に帰っても、「自分はなぜあのとき、彼らを追い払うことができなかったのか。自分は彼らの言うように、本当に女のような弱い人間ではないか」と考え、やがてその悩みは、**「自分の顔はオカマの顔をしている」**と変容していったのです。

それ以来、「自分はオカマの顔をしているから、外に行っても女々《めめ》しいと嫌われている」と家に閉じこもり、テレビを観たり本を読んだりするだけの毎日となり、蒼白《あおじろ》い、閉じこもりの27歳の青年になってしまいました。ここには、ＬＧＢＴに対する社会の偏見も背景としてあります。

しかし、このような醜形恐怖は、私からするとやや治りやすいタイプのように思われました。なぜなら、醜形恐怖の原因となったストレス、あるいはトラウマがはっきりしているからです。上級生にいたずらされたという事件の後に、それなりの手当をしていれば、醜形恐怖には至らなかったでしょう。

また、醜形恐怖になっても初期ならば「なぜ醜形恐怖になったのか」ということの話し合いは十分なされるはずで、**精神療法による治療は十分に可能だった**と考えられます。

それを放っておいたために、いまや近所の病院から抗精神病薬をもらい、延々と飲み続けるだけの毎日となってしまい、将来への希望を失ってしまったのです。

この患者は母親を通じてしかわからないケースでしたが、自分が本当の男性的な強さに欠けるなら、それをどう身に付けていけばいいのか、と考える代わりに、「顔が同性愛者のようだから」と短絡してしまったのです。

ここには、現代青年の弱さ、葛藤《かっとう》を苦しむ力の弱さが垣間みられます。

しかも、それによって高校を中退し、閉じこもり続け、27歳まで何もしないという生活が続くということの恐ろしさ。

27歳で中卒ということになり、就職しようにも仕事など容易に見つかるものではありません。彼は、もうすでに人生を捨てているかのようにも見えます。

この場合も、親が**「この問題は本人にまかせておけば、自然に解決するのでは」**と、安易に考えたところに問題があるように思えます。

現代の青少年たちが、自分で葛藤を解決する強さに欠けることをよく知り、その葛藤を治療者とともに解決するということになっていたら、このような事態に至らなかったのではないでしょうか。

また、この男性にしても、いじめられたというトラウマが大きかったのは事実ですが、根底には、対人関係の未熟さがあったと言えるのではないでしょうか。

すべての醜形恐怖の根底には、対人関係の未熟さによって生じた劣等感が潜《ひそ》み、その劣等感を外の原因、つまり「顔や身体」へと集約していくのが、通常の醜形恐怖という病理のメカニズムなのです。

しかし、対人関係の成長は難しいです。比較的簡単な人もいるでしょうが、多くは困難です。精神療法はそれを目指すのですが、振り返ってみれば、困難なことが多かったという印象です。

人格の成長は長い道のりを必要とします。また、**思春期の感情のゆがみを更正することは、大変な労力が待っているのです。**

症例6 シミやそばかすに泣く38歳の女性

アメリカでは肌の醜形恐怖が一番多いものです。

ニキビ、傷、シミなどを気にするのです。日本ではここまでは多く見られませんが、38歳の女性の例を見てみましょう（DはDoctorである町沢で、PはPatientである患者です）。

D どこが醜いと思うのですか？

P 顔のそばかすやシミです。ブツブツととても多くて鏡の前で泣いています。この先、しわまでできたら……と思うと堪《た》えられません。

D いままでシミなどを消すために手術をしたのですか？

P はい、しました。レーザー治療をもう30回近くやっています。

D それだけプチ形成をして納得しないのですか？

P 何回治療をしても、シミが見えるので鏡を見るのが怖くなってしまって……。

D 僕からみたら普通のお顔だと思いますけど、そう言われてもお世辞だと思ってしまうのかな？

P それはとても受け入れられません。そんな馬鹿げたこととお思いでしょうが、ダメなのです。精神分析も受けましたが、良くなりません。

D たまにはここに来てください。いろいろなことに慣れていきましょう。ありのままの自分に堪えていきましょう。もともとシミはあまりないのですから……。

彼女は、かくて少しずつ改善しつつあります。

3章

症例からみる醜形恐怖

Part.2

醜い顔や身体は見たくない

醜形恐怖は「強迫性障害の強迫観念タイプ」と先述しました。これをもう少し詳しく説明してみましょう。

彼らには鏡を繰り返し繰り返し見るという強迫行動も認められます。また、他人の容貌や体型、見かけをきわめて詳細に観察するというこだわり行動もみられるのです。

鏡を見ながら、洋服や姿勢、メイクアップなどで自分の顔や身体の醜いとする部分をさかんに隠そうとして、多大な時間を費やす。

また、他人に（もちろん、とても親しい他人でしょうが）自分の醜いとする部分について再三質問し、「ここはやっぱり醜く見えるだろうか」と繰り返し念を押す。

もちろん、逆に鏡や街のショウ・ウインドーに映るのを避けようとする行動もみられます。

「自分の醜い顔や身体は見たくない」ということなのでしょう。

このように考えてみると、鏡で自分の顔を何度もチェックする確認行動と、自分は醜いとする考えで圧倒されている強迫観念がみられます。

ただ、強迫性障害の強迫行動にみられるように、圧倒的に押し寄せてくる衝動、つまり「手を洗わずにはいられない」、あるいは「繰り返しある特定の行動をせずにはいられない」という差し迫った衝動は醜形恐怖にはあまりみられません。「醜いのではないか」という不安が強いのです。

その意味で、やはり醜形恐怖は基本的には「強迫性障害の強迫観念タイプ」に近いものといっていいでしょう。

アメリカでは、髪の毛、皮膚、鼻、目、足が主たる醜形恐怖の部分です。しかし、私の臨床ではほとんどが顔が醜いとする、つまり特定の顔の部分というよりも、顔全体を醜いとする醜形恐怖が一番多いように推測されます。

醜形恐怖はアメリカでは人口の1～2％ですが、日本で醜形恐怖の人が一般人口のなかでどれくらいかについてはよくわかっていないのです。

病識のない患者さんもいるでしょうし、調べることはなかなか難しいでしょう。

私の臨床経験から言えるのは、その多くがうつ病を抱えているということです。

また、うつ病とまではなくとも、きわめて強いうつ気分を抱えています。したがって、その治療には最近一般的なＳＳＲＩだけでなく、三環系の抗うつ剤も使わざるを得ない側面もあります。

また、対人過敏を考えるならば、抗精神薬の少量を加え、さらに抗不安薬を入れるのが私の薬物療法です。

では、次の項目から、さらに実際例を紹介していきましょう。

実際例1 「縮れ毛であごが細い」と家庭内暴力に。23歳女性

23歳の女性が、母親とともに私のところへやってきました。

彼女は高校を中退しています。しかし、思考はきわめて明晰《めいせき》でハキハキと、しかも積極的に応ずる力を持っていました。

ところが、一歩外へ出ると押し黙ったまま下を向いているだけだというのです。彼女にとって、髪の毛と顔、特にあごが細すぎるのが醜形の悩みの部分でした。

髪の毛については、中学生の頃から縮れ毛であることを気に病んでいました。また、鏡を見ると、自分の顎が異様に尖《とが》っているようにみえるのが気になって仕方ない、ということです。

そして、高校生になると「みんなに見られている。笑われているような気がする」「電車に乗っても、みんな自分の顔を不思議そうに見ている」という感覚が起こり、電車にも

乗れず、学校にも行けなくなり、不登校、そして退学ということになってしまいました。

そのため家に閉じこもることになり、何もせずに部屋でブラブラするという時期が続き、ついには家庭内暴力を起こすまでに至ってしまったのです。

「こんな子を産んだのは父と母が悪い」と両親を責め立て、暴力を振るうのです。母親はほとほとこの暴力に悩み、すでに6年が経っていました。父親も「非常に疲れる」と言っているとのことでした。

彼女自身も、自分の醜形恐怖が原因で両親を困らせている、暴力を振るうのはよくないことだとわかっているのです。

しかし、他の人たちは順調に人生を生きているのに、自分は家にこもるだけで将来も何もない、結婚する人もいない、この不幸を考えるとどうしても親にあたってしまうと言うのです。

私は、彼女が縮れ毛だとはまったく思いませんでした。そう聞いたあとによく見ても、気づくことができません。私に、それだけの細やかさがないのかもしれないですが、通常は、彼女が縮れ毛であるという認識は持たないでしょう。また、仮に縮れ毛だったからといって、私には醜いとは思えませんでした。

彼女に「君は縮れ毛って言うけど、私のほうがよっぽど縮れ毛なんだけどなぁ」というと、「先生はもう歳だからいいのよ」などと言われてしまいました。

また、あごが尖っていることについても、私からみると彼女なりの個性の範囲内であり、醜いというレベルとは明らかに違います。しかも彼女はご多分にもれず、普通よりも美人に見えるタイプなのです。

しかし彼女は言うのです。

「このあごを見てよ。まるで悪魔のあごみたい。私は美容形成したいんだけど、お父さんもお母さんも反対だし、お金がかかるっていうしね。それに、手術してもっと悪くなったらどうするのよ、と言われると私も不安になってしまって……それで、いままでズルズルときているのだけど、外国へでも行って形成手術でもしようかしら」

結局、彼女には特別な薬を出すことはありませんでした。一時入院してもらいましたが、最初は非常に気が滅入っていたようで、「こんな病院に来るなんて」とこぼしていました。

しかし、2~3週間ほど経つと、親しい友人もでき、あっという間に明るい顔になっていったのです。そして、他の患者さんへのこころ遣いや優しさはとても微笑《ほほえ》ましく、かつこころ優しい、ヒューマニスティックな印象を与えました。彼女は実際、弱者に対しては優しいこころを持っていたのです。

表情も明るくなり、そしてきびきびと生活ができるようになり、やがて退院ということになりました。その際、私は彼女に両親と別居することを勧めてみました。「このままご両親と一緒にいて、同じような問題が起こったら困るし、君もそろそろ年齢的に自立すべきではないか」と伝えたのです。

するとは彼女は**「しばらく外国に行ってみたい」**と言い、海外に行きました。初めはインド、トルコ、ヨーロッパ各地を転々としていたようですが、やがてオランダに住み始め、そこに長く滞在するようになりました。

時々そこから電話が来るのですが、「外国のほうが日本にいるより楽しい。ボーイフレンドもできたし、それなりの生活の基盤ができた。結婚してもいいと思う。結婚すれば永住権が取れるので、日本よりもここで一生終わってもいいくらいだ」と言っていました。

そして彼女は、髪の毛が縮れているという醜形恐怖にもかかわらず、ヘアメイクの専門学校に入り、将来はヘアデザイナーを目指したいと語っています。もう、あごが尖っているとか、自分の髪の毛が縮れているから人に見られて怖い、という醜形恐怖の訴えとは無縁になったのです。

生活環境を変えることは、時に醜形恐怖を軽快させるのかもしれません。

外国人のほうが縮れ毛や髪の毛のことで悩む醜形恐怖が多いのに、外国に行って髪の毛のことが気にならなくなったというのは、いささか皮肉なことでもあります。

おそらく、外国では親しい関係を持つ人間が少なかったこと、また新しい対人関係のなかに入ることによって、日本で長くこだわっていた縮れ毛の悩みが消えていったものと推測されます。

こうして、彼女は長くオランダに住み、そこでヘアデザイナーとして自立することができました。

いまや結婚して子供もいます。私に時々電話が来ますが、醜形恐怖のことはなるべく聞かないようにしています。しかし、そのことに触れれば「そんなことは、もういいのよ」と笑って答えることでしょう。

人間、**自分の好きなことを見つけ、それを追求することは何よりも望ましい治療法**です。ヘアデザインなど、創造性のある取り組みは最大の癒《いや》しとなるのです。

実際例2 「頬が赤い」という26歳、女性

次に、26歳の女性の例を紹介してみましょう。

彼女もまた母親と一緒に受診してきました。彼女も前の例と同じように、短大までは行ったのですが途中でやめ、家に閉じこもるようになって26歳になっていました。

そして、このままでは「結婚もできない、生きていても仕方ない、死にたい」というう
つ病の症状を伴っていました。
彼女は、頬が赤いということを強く気にしていました。寒い冬に子どもの頬が赤くなる
けれども、それと同じようで恥ずかしいというのが彼女の悩みだったのです。
赤いといっても、もちろん私にはそれほど赤くは見えません。
しかし、彼女の顔をじっと見つめ、「赤いのではないか」と思えば、多少赤みを帯びた
部分があるようにも見えるのです。
それは誰でも似たようなものなのですが、彼女にとっては深刻な問題だったのです。
彼女は泣きながら、こう嘆いていました。
「この赤い頬があるために人に笑われるし、変な目で見られてしまう。ボーイフレンドも
できないし、いろんな遊びもできない。私には青春がない」
このケースでも「君の頬はそんなに赤いとは思えないのだが」と言うのですが、やはり
納得してくれません。
「先生は他人事だからそんなふうにいうのです。よく見れば、赤いのは誰でも気づいてい
るのです。気づいていても言わないだけなのです。むしろ言ってくれたほうが私は楽かも
しれません。無言でじっと見つめられるほうが私は嫌なのです」

しかし、私との間に信頼関係ができてくるにつれて、少しずつ私の言うことを受け入れてくれるようになっていきます。

ある日、私と彼女の間で、こんなやり取りがありました（こちらもDはＤｏｃｔｏｒである町沢、PはＰａｔｉｅｎｔである患者さんのことです）。

D 頬が赤いということで社会にも出ない、ボーイフレンドも見つけないというのは、とても不幸なことだと思います。仮に頬が赤いと思っても、あなたは自分なりの好きなことをすべきではないだろうか。つまり、頬が赤いという症状があっても、自分のやりたいことをやる勇気をもって欲しいのです。それに、頬が赤くて自分は醜いというのは、実は醜形恐怖という強迫性障害の一種で、いわば病気の考えなのです。そのことを理解して欲しい。

P 確かに私の考え過ぎかもしれません。それはどこかで私もわかっているのですが、どうしてもこだわってしまうのです。

D いや、そう嘆くのではなく、あなたが自分でそれが病的な考えだと思うのならば、それを排除する日々の努力をすることがとても重要だと思うのです。自分の頬は赤いのだ、だからみっともないのだ、という考えが湧《わ》いてきたら、早い段階でその考えを打ち消すことです。**この考えはおかしい、この考えを捨てなきゃいけない、この考えは私の役には立たない、だから考えないことにしよう、**という形で思考停止を自分に訓練することがとても大事なんです。

さらに私は、ある日彼女が診察室に入るなり「君の頬はとっても赤いんだね。そんなみっともないいんじゃ大変だね」と真面目な顔をして言ってみました。彼女は「あっ」とびっくりしたような声をあげ、「先生もやっぱりそう思っていたのですか」と緊張した面持ちで私を見つめました。

私は即座に笑いながら、「こんなふうに人に言われたら、君はどう答えることができる？どう対応するの？」と聞いてみました。

彼女はホッとした様子になりました。

「ああ、なんだ。先生はそういうことで聞いたんだ。私はもし人にそういうことを言われたら、どう答えるのだろう……」

そして彼女は、しばらく考え込んでいました。それから、こんな会話が交わされたのです。

P 私の頬が赤いなんて、あなたがそう思うだけだわ。

D そういう答え方でもいいですね。

P それはあなたの誤解だと思います。

D ああ、それでもいいと思う。もっと他にいろいろないですか？

P 私、そんなこと気にしていないのです。

D あ、それが一番いいね。そんなこと気にしていないのです、というのが一番いいのかもしれない。無理して自分の考えを否定しても、本当は自分は頬が赤いためにみんなに笑われているのだ、という客観的な言葉のほうが力強い感じがしますよ。

このようなロールプレイを使って、醜形恐怖に対する心構え、万が一そう言われたときの対応の仕方を学ぶことが、彼女には重要であると考えました。

また、そのタイミングが来たとも言えます。これはまた**「暴露法」**にも近いものです。

実際には、彼女の頬が赤いなどと言う人はいません。

しかし、患者さんにとっては「そう言われたらどうしよう」という恐怖がつねにあるのです。だから「そう言われたらどうしよう」ではなく、**「そう言われたらこうしよう」**という対応策をきちんと作っておくわけです。

それが**彼女の安定のために必要なこと**だったのです。

こうして彼女は、「対応策」を持つと同時に表情も明るくなり、自分の頬へのこだわりも少なくなっていきました。アルバイトを始め、それがうまくいくとともに常勤となり、醜形恐怖から遠く離れていったのです。

それでも時々、外来に遊びにやってきました。そんなときには「君の頬は赤いね」とわざと言うと、「先生、もうそんなこと言われても私、気にしないのだから大丈夫よ」という余裕のある応答が返ってくるのです。

醜形恐怖は、確かに治るのが難しい障害であります。

しかし、このようなロールプレイや暴露療法、そして認知的な思考停止は有効です。ある考えをそらすこと、つまり気になる考えが浮かんだときには歩いてみる、散歩に出る、買い物に行ってみるなど、ともかく動くことによって、**その考えが長く頭のなかに滞在しないようにすること**がとても重要だと言えるのです。

思考停止は、いささかイージーな方法のように思われますが、それが繰り返されることで効果は認められる行動療法のひとつなのです。このいくつかの治療法に関しては、後の章でもう少し詳しく説明したいと思います。

実際例3 「縮れ毛のために出社拒否」28歳、男性

次のケースは、出社拒否が多い男性です。

彼は他の例と同じで、自ら私の外来を訪れることはありませんでした。代わりに母親が来たのです。

28歳の彼は、必死になって会社に行くか、あるいは休んで家に閉じこもっているか、そのどちらかという状態でした。

彼の醜形恐怖の部分は、前出の女性と同じく髪の毛が縮れ毛だということでした。

そのことで電車に乗れない、乗るにしても勇気がいるのです。会社に行っても落ち着いて仕事ができない、オロオロして集中力がない、隣の人が気になる、女性の視線が気になる。そのため、会社に行く、行かないが毎日の戦いとなっていたのです。

母親が「もう縮れ毛なんて問題ではないじゃない」と言っても、「お母さんにはわからないんだ」とはねつけられるばかりでした。

彼の悩みは高校生の頃から始まり、28歳になるまでずっと続いていました。醜形恐怖の悩みは、治療を受けなければ、長期にわたることが多いのです。

時に、異性の友人や恋人ができることによって瞬《またたく》く間に消えるというケースもありますが、概して「自分は醜い」ということから閉じこもることが多く、人との交流がいっそう少なくなっていくのです。

そのため、自分の**「認知を修正」**するチャンスを失い、醜形恐怖の考えが固定してしまうわけです。

彼には投薬をしながら、手紙の形式でやり取りをすることにしました。

「君が、顔の美醜、とりわけ髪の毛にこだわる気持ちはよくわかります。しかし、それによって君の生活がすべて占められるとしたら、これは病的だと言わざるを得ない。ぜひとも君には、この病的な考えと戦って欲しいと思う」

こんなことを手紙に書きました。

いったん、「これは病的なのだ」というところまでたどり着ければ、あとはいかにその考えを排除するかという戦いに移ります。

そして、それがある程度勝利をおさめると、次第に醜形恐怖の考えは消滅していくのです。カリフォルニア大学ではこのような認知療法的な考えだけで、投薬をせず治療しているようです。

しかし、大概は薬（特にアメリカではＳＳＲＩ）と認知行動療法の組み合わせで治療しています。

この縮れ毛の男性の場合は、残念ながら完治にまでは至っていません。しかし、私は彼の今後の努力を期待しています。

縮れ毛の醜形恐怖とはいえ、いままで述べてきたように対人関係の劣等感が主であろうことは容易にわかります。しかし、そこを指摘するには**一対一で話せる条件が必要**だと思いました。顔を合わせ、会って話すことが、信頼にはとても必要だからです。

実際例 4 「眉毛が濃く、原始人のようだ」22歳、大学生

「自分の眉毛《まゆげ》が濃い」と悩む22歳の男子大学生の例です。

彼は、その悩みのために剃刀《かみそり》で眉をできるだけ細くしています。

そのために、かえって不気味な印象の顔になっています。しかし、彼にとってはそれが一応納得できる顔だということなのです。

彼もまた、母親と一緒に私のところにやって来ました。

「眉毛が濃いのは父親の遺伝。父親が勝手に自分を生ませて、こんなに自分を苦しめて何の責任も取らないのはけしからん」と彼は怒っていました。

「眉毛が濃いということは、別の面から考えれば男性的な印象を与えるし、むしろ逞しく見えるのではないですか？」

そう言っても、合意しません。

「いや、こんな太い眉毛はみっともないですよ。みんなに原始人といわれて、からかわれたこともあるのですから」

「実際、何回くらいそれを言われたんですか」と聞くと、**「小学校のときに1回」**という返事でした。

小学校のころというのは、あらゆることを言われるものです。子どもの無邪気さやいたずらっ気から、そのようなことを言われるのはあり得るでしょう。誰もが、似たような体験をしているはずなのです。

しかし、たった1回の「原始人のようだ」という言葉によって、22歳になるまで醜形の悩みを持ち続けていたことには驚かされました。

多くの人に何度もそう言われているのであれば、「なるほど、そう思い込んでしまうか」とも判断できます。しかしたった1回、小学校のときに言われただけなのに、「自分は眉毛が濃いから醜い」と信じて生きているのは、**いささか不幸である**と言わざるを得ません。

彼は入院することになりました。すると問題点がよくわかってきました。

それは、たいへん対人関係が乏《とぼ》しいということです。そしてまた、対人関係が乏しいわりには、きわめて自尊心が高いということです。おそらく**両者は連携している**のでしょう。つまり、自尊心が高いがゆえに「そう簡単に人に近づきたくない、傷つけられたくない、あるいは普通の人のレベルのような人間とは付き合いたくない、レベルの高い人と付き合いたい」という傲慢な態度が見られたのです。これでは人に受け入れられるのは難しい。

彼の醜形恐怖のもとにあるのは、対人関係能力のゆがみです。私はそう考え、少しずつ彼を説得していきました。

D 眉毛が濃いという君の悩みや苦しみを、私はよくわからない。しかし、それよりも君の日常を見ていると、君が多くの人とうまく接していないということが問題ではないでしょうか。君が大学を卒業して社会に入るのが怖いというのは、実は対人関係がうまく持てないという不安がどこかにあり、それを眉毛が濃いから人に嫌われる、というふうに置き換えているのではないですか。

P ある程度、あたっていると思います。

D 眉毛が濃いということを急に改めることはできないですよね。でも、君が対人関係の改善のためにいろいろなゆがみを修正することは、これからでも十分間に合う。そのほうに、ひとまず重点を置かなければいけないと思うんです。

こうして彼は、ロールプレイを含めた集団療法を受けることになりました。人のなかで表現すること、人がどんなことを考えているのか、人への共感能力、人への思いやり、そういったものへの学習に主たる重点が移っていきました。

やがて2~3か月もすると、親しい友人もでき、一緒にボウリングやカラオケに行ったりすることが可能になったのです。

やがて「僕はやっぱり社会に出て行きます。入社試験を受けて会社員になります」と、いくつかの会社を受けてパスし、サラリーマンとして問題なく生活を送っています。

眉毛のみならず、皮膚の毛が濃いという醜形恐怖もみられ、特に女性は下肢の毛が濃いという嘆きはよくみられます。

世間では脱毛もきわめて盛んです。毛が濃くない人でも脱毛エステ通いはよくみられます。

実際例5

「あなたって不細工ね」妻の言葉に傷ついた26歳男性

この26歳の男性は、結婚する前からかなり強迫的な傾向がありました。

人に触れただけでも洋服を着替える。また、いったん外へ出て戻ってくると、何十分も手を洗い、シャワーで身体を洗わないと気が済まない。典型的な**「強迫性障害」**です。

しかし、この病状もガールフレンドができて仲良くなるにつれて少しずつ改善していったのです。彼の喜びが増すとともに、強迫性障害も軽くなっていったわけです。こうして彼は、結婚することになりました。

結婚当初はとてもうまくいっていました。しかし、1年近く経ったころ、妻から「あなたって本当に不細工な顔をしているのね」と再三にわたり指摘されたのです。

これまで自分の顔のことなど考えたこともないのに、鏡で自分の顔をじっと見ることが多くなっていきました。

そして、よく見ると髪の毛は縮れているし、薄いような気もしました。彼は、頭髪の部分が一番醜く見えると感じました。

しかし、妻がなぜそんなに彼の顔が醜いと言うのか、ちょっと不思議な気もします。

おそらく、彼女は喧嘩をすると、人の美醜を指摘することで喧嘩に勝とうとする癖《くせ》があったのでしょう。そして、相手の美醜についての指摘は、けっして客観的に妥当な点をついているものではなく、**ただ口からでまかせのことを言っていたに過ぎなかった**のです。

しかし、影響を受けたのは彼のほうです。彼はそれ以来、自分の顔や髪の毛に自信がなくなり、会社に行くのも容易ではなくなりました。会社に行くときには帽子をかぶり、髪の毛を見せないようになったのです。それでも帽子をかぶるというだけで人が見るので、いっそう隠し切れるような深い帽子をかぶって行くことになります。そしてそれもまた目立つことになるのですが、それでも髪の毛を見られるよりはまだましだ、というふうになっていったわけです。

それとともに、彼の「強迫性障害」は再び悪化してしまいました。

自分の家のものに触れても、そこに埃《ほこり》があると考えるとすぐに手を洗いたくなってしまいます。20分ほど手洗いをし、それが1日に何回もあるので手があかぎれのようになり、ティッシュペーパーを1日に1箱も使うようになってしまったのです。

夫婦仲はますます悪くなり、子どもを作る、などということは夢のまた夢ということになり、ついには妻のほうから離婚の申し立てがありました。

彼も、「こんな醜い人間ならば、離婚してあげたほうが彼女も幸福になるだろう」ということで、離婚は成立しました。

こうして彼は再びひとりの生活に戻ったのですが、相変わらず髪の毛を中心とした顔の美醜にこだわり、強迫性障害も深刻なままでした。

彼は真面目で、いつも定期的に私の外来に来ていました。しかし、顔の美醜や髪の毛については、病気だとは思っていません。

むしろ強迫性障害、手洗い、不潔恐怖については病的であると考えており、それらを治して欲しいということで通院していたのです。しかし顔の美醜については、**「これは事実、醜いのですから病気ではありません」**と言うばかりでした。

同じ強迫性障害の仲間とはいえ、醜形恐怖の人たちのほうがはるかに**「病識」**が低いと言っていいでしょう。病識とは「自分は病気である、と病気を自覚すること」です。

そして「醜いのが事実なのです」と言うのが、彼らの決まり文句でもあります。このへんが醜形恐怖の治療のきわめて難しいところです。

その頑固《がんこ》さを考えると、私たち精神科医はついついパキシルやルボックスのようなSSRIというセロトニンを増加させる薬を使いたくなります。

彼の強迫性障害は、精神療法と薬物療法、特に不潔なものに触れるという暴露療法、あるいは認知行動療法を主体とした考え方によってかなり改善し、日常生活を不自由なく過ごせるようになりました。

醜形恐怖のほうは相変わらず続いていましたが、無理に説得して醜形恐怖の病識を持たせる、ということを私はしませんでした。

それよりも、「日々の生活のなかで小さな成功をおさめること」、「会社の仕事をこなすこと」、そして「月給をもらってくること」、「それなりの対人関係ができ上がること」、「対人関係を楽しむこと」……そういった日常の喜び、日常の小さな成功というものを心がけるよう、彼に助言しました。

それがうまくいくにつれ、会社に受け入れられ、会社での評判が良くなり、友人関係の輪が広がり、知らず知らずのうちに、彼は醜形恐怖のことなど忘れていきました。

この場合は、醜形恐怖そのものを治すというより、**彼の長所やプラス面を伸ばす**ことによって、彼の抱えているコンプレックスを相対的に小さなものにしていったと考えていいでしょう。

醜形恐怖の人たちの治療には、このような行動療法的なもの、認知行動療法的なもの、そしてまた薬物療法というのがきわめて有効です。しかし、加えて短期的な治療を望むならば、やはり入院というのが一番望ましい。

入院ということになれば、多くの人と接することができるというのが最大の利点です。

それも、医者と接するというだけでなく、**同じ患者同士が接することに、とても大きな意味がある**のです。

医者に言われるよりも、仲間に「君はそんなに変な顔をしていない」と言われることがとても大切なのです。

私たち精神科医が、「君の顔はそんなに醜くないし、むしろきれいだよ」と言ってもお世辞《せじ》にしか聞こえません。しかし、仲間同士の日常の会話のなかで、「君はそんなに変な顔じゃないじゃないか」と言われることは、私たちの言葉よりも大きな意味を持つのです。なぜならば、彼らが日常おびえているのは、彼らの仲間たち、彼らの日常接している人たちだからです。

また、病院では集団療法というものがあります。その集団療法のなかで、自分の悩みを打ち明けられるようになれば、醜形恐怖はほとんど終わりに近い状態とも言えます。集団療法のなかで改善してくると、**「自分の顔は醜いと思っているが、みんなの意見を聞きたい」**という言葉が本人から出てきます。

そして、それに対してみんなが率直に意見を述べると、彼らは顔を紅潮させて、「みんなは、そんなに自分の顔を醜いとは思っていないのだ。結構いいとすら思っている人もいるのだ」と、改善に大きな前進をもたらすことができるのです。

このように自分の問題を他人にさらけ出せるようになれば、もうほとんど終わりに近い状態です。

醜形恐怖は、アメリカの研究では5歳以下では3％、6歳～10歳10％、11歳～15歳36％、16歳～20歳32％、21歳～25歳8％、26歳～30歳6％、31歳～35歳3％、36歳～40歳1％、40歳以上1％という年齢分布があります。

これを見ても、一番多いのは11歳から20歳までということになります。

11歳から20歳までで7割近くを占めているのです。

つまり思春期から青年期にかけて多発すると言えます。しかし20歳を過ぎると徐々に減り、40歳になるとほとんどいなくなるというのが、アメリカの現状です。

したがって、醜形恐怖を治らない、治らないといっても、**「自然治癒的なもの」**がかなり増えていることを知るべきです。

いま苦しくても、やがて気にならなくなるときがくることを彼らに説明するのはとても重要なことなのです。

また、醜形恐怖と合併しやすい精神障害は、うつ病が一番で、次いで強迫性障害となっています。おのずと、薬物療法では、ＳＳＲＩが主となっていくわけです。

実際例6 「父への憎しみとおびえから醜形恐怖に」21歳、大学生

ここでは、醜形恐怖と強迫性障害の合併症で珍しい例を紹介しましょう。

彼は、21歳の大学生です。

「自分の顔は同性愛者のような顔である」と思い込み、人前に出られないといって、家に閉じこもっていました。自分の顔への思い込みは、第2章の症例5と似ています。

しかも彼には醜形恐怖以外に、外のものが汚い、汚いものに触れれば手を洗わなければならない、また人に触れられるのも不潔で嫌だ、時にはバイ菌がついているから何度でも手を洗わないと病気になる、さらにまたエイズの入った血に触ったのではないか、という強迫観念や強迫行動が多くみられました。

この彼の場合も、治療に長い時間がかかりました。1年くらいはかかったでしょうか。醜形恐怖の心理学的な根拠は、実は父親との確執《かくしつ》にありました。父親は非常に男性的で強い人であり、彼が小さいころから、「勉強しろ、勉強しろ」と口うるさく言っていました。勉強しないと、時には暴力を振るうこともあったようです。

彼はそれに耐え、じっと勉強を続けてそれなりの成果を上げていましたが、どこかここ

ろの奥に父親への憎しみとおびえがあったのです。

この父親に太刀打ちできない、自分は負けている、つまりは自分は男でないかもしれない、自分は同性愛者かもしれない、と進んでいき、「顔がそういう顔である」というふうにコンプレックスが置き換えられていったと考えられます。

実際、彼にこの解釈を語ると、最初は「そうかなぁ」と言っていましたが、母親は、「その通りだと思います。父親に対しておびえながらも憎しみを持っているのです」と言っていました。

それから数か月後、大学にも行かず家にいる彼に対し、父親がとうとう我慢しきれず、「お前はいったいいつまで家でゴロゴロしているのだ」と怒鳴りつけました。彼も怒り出して、父親との激しい、力ずくの喧嘩になってしまいました。そして、彼は父親を投げ飛ばしてしまい、父親はすごすごと去っていってしまいました。

彼が父親に刃向かったのは、これが初めてでした。そして、彼はそのことに罪悪感を感ずるというよりも、**むしろほっとして気が楽になった**のです。

しかも、それからしばらく経って、彼の醜形恐怖は治っていったのです。また、強迫性障害のほうも大いに改善し、まったく日常生活に問題がなくなり、大学に戻っていきました。

強迫性障害の奥には攻撃性がかなり含まれていて、その攻撃性が強迫性障害に向かっているという考えも精神分析的にあります。

彼の同性愛者のような顔だという醜形恐怖と、強迫性障害は父親への怒りと、それを抑圧したために生じてきたものと私は解釈しています。

このような古典的な分析的解釈によって彼は治っていきました。しかし、これは、厳密に言うとフロイトの古典的精神分析ではありません。むしろ力動精神療法といえるものでしょう。

フロイトの古典的精神分析とは、幼児期の性的外傷説を基とし、それによって思春期・青年期に神経症が形成されると考えられるものです。自由連想によって抑圧された欲望を見出し、洞察に至ること、そしてまた治療者への転移が起こり、その転移を解釈することが治療に結びつくというものですが、私はこのような観点をまったくとりません。

現在の問題を中心に彼の醜形恐怖、強迫性障害を取り上げ、その話のなかで父親との葛藤、怒りが抑圧されていると指摘したのです。それがある意味で当たっているがゆえに、実際に行動化という危険な面もみられました。つまり、父親との取っ組み合いという実際の力と力の戦いになったわけです。

しかし、それによって彼は自分自身の怒りを発散し、自分に自信を持つことができるようになりました。つまりは、エディプス・コンプレックスを克服することによって自分の醜形恐怖と強迫性障害を治していったと解釈していいでしょう。

　この場合の薬物療法は、同性愛者顔であるという考えがきわめて根強く、しかも電車に乗ってもみんながジロジロ見る、それは間違いない、噂している、笑っている、という妄想的な傾向もみられたので、抗精神病薬を使用しました。抗うつ剤は使いませんでした。

　薬がどの程度効果があったかは定かではありません。まあ、ないよりはまし、というレベルの効果だったと思われます。

4章

うつ病・強迫性障害との関わり

うつ病と醜形恐怖

何度か述べましたが、醜形恐怖と合併しているケースが多いのはうつ病です。順番でいくと、うつ病から醜形恐怖になる人は少なく、醜形恐怖からうつ病を発症することが多いのです。うつ病は精神科では一番多くみられる疾患であり、いまでも増加をたどっています。また、うつ病は表情に出やすい疾患ですが、時に顔に現れない人もいます。多くはストレスが関係していますが、なかにはストレス不在でうつ病を発症する人もいるのです。症状としては、うつ気分、興味や歓びの喪失、食欲低下、睡眠障害、精神運動抑制、疲労感ないし気力の減退、無価値観か罪責感、集中力の低下、さらに自殺念慮《ねんりょ》（自殺のことを考えてしまう）などがみられます。

これらの症状が軽くみられる「気分変調症」も醜形恐怖のなかに入ります。

うつ病の治療にはSSRIが主流であり、改善率も40%〜60%となっています。また、ストレスの負担が大きい人には、精神療法も重要になってきます。

醜形恐怖では、ほとんどの患者でうつ病がみられるわけで、薬物療法は双方ともにSSRIを使用するので、どちらも治療になるわけです。

うつ病は、こころの醜形恐怖ではないでしょうか?

うつ病になりやすい人は、自己嫌悪で劣等感の強い人が多いものです。自分は良いところがなく、醜いところしかない、と固く信じています。このような強い自己嫌悪は、ある意味で本テーマである醜形恐怖での訴えとよく似ています。

つまり、「顔」という目に見えるものではありませんが、自分のこころや自分の性格に対して「醜い」と感じているのです。

28歳の女性は、私のクリニックにかれこれ5、6年通院していますが、いつも自分は「何の取り柄もない」「自分は醜い」「自分の性格が悪い」「だから友だちもいない」と、延々と嘆いています。このような慢性的なうつ病の患者は、よくみられます。

私はうつ病の認知傾向を調べるテストを作成しましたが、それによるとまず第一に共通した特徴として、**「否定的自己認知」**と称する傾向が強くみられました。

これは、極端にへりくだって自分のことを悪く評価するということです。つまり、「自分という存在を醜い」とし、オーバーに偏って評価するのです。たとえば、次のような項目があります。

*私はとてもこころの弱い人間だ

＊私は人生で失敗ばかりしている人間だ
＊誰も私を理解してくれないと思う
＊私の未来は寂しい
＊私は自分にがっかりしている
＊私はあまりやる気がない人間だと思う
＊私の人生はメチャクチャである
＊私は負け犬だ
＊現在のことより過去のことを考えがちである
＊私の人生は自分の思った通りにはなっていない

このような項目を「否定的自己認知」として名付け心理学的スケールとして作成し、より点数の高い人を「うつ病」になりやすい傾向にあると位置づけました。

このように、過度に自分を悪くとらえる傾向は、自分のこころを醜いと考えていることであり、これは自分のこころに対する醜形恐怖なのではないでしょうか？

さらに、うつ病になりやすい傾向として、次のような強迫的な思考傾向もみられます。

*仕事や家事をやりかけのままのこしておけない
*世の中は良いか悪いかのどちらかだ
*根性があれば何とかなるだろう
*私はいつも公平をこころがけてかえって疲れてしまう
*どんな規則でもとにかく守るべきだ
*私の出会う偶然の出来事もコントロールできなくてはいけない
*私は正しいことしかしない
*人間はすべてにおいて公平でなければいけない
*期間までにちゃんと仕事を終えていないと我慢できない
*いくら心配しても心配しすぎるということはない

これもまた、より点数の高い人を「強迫的思考」になりやすい傾向にあると位置づけました。また「完全癖《へき》」ともいっていいでしょう。

うつ病の傾向のみならず、醜形恐怖の人たちもこの完全癖をもっているのです。

このように、うつ病は自己否定と完全癖を併わせもち、さらにうつ病になりやすい認知傾向として対人過敏もみられます。対人過敏は以下の質問に対応します。

＊いつも人の目や言葉が気になり不自由だ
＊人が自分をどう思っているかで自分の考えが縛られる
＊いつも人や自分の悪いところばかり見てしまう
＊私は他の人と比べると能力が劣っている
＊私は他人の地位やお金、家、容貌などが気になって比較しがちである

こういったものが、うつ病になりやすい人の対人過敏として取り上げられます。これらもまた、醜形恐怖の人たちにも当然みられる症状でした。こうしてみると、やはりうつ病は自分の性格の醜形恐怖と言えるのではないでしょうか。

強迫性障害と醜形恐怖

こちらも先述しましたが、強迫性障害との合併もよく見られます。ここではもう少し掘り下げて解説してみます。

醜形恐怖は自分の顔や体型が醜いと考え、その考えをぬぐい去ることができないもので

あり、その意味では**強迫観念**です。

ということは、醜形恐怖は強迫性障害のなかの強迫観念タイプではないかと考えられるわけです。実際、醜形恐怖の薬物療法で私が使用するのは、うつ同様にＳＳＲＩが中心になります。

この薬の使い方は、強迫性障害に対するものとほとんど同じです。

ところで強迫性障害は、かつては非常に珍しく、治りにくいと考えられていました。しかし最近になって急速に研究が進んでいるのです。薬物療法や心理療法の進歩により、この強迫性障害はさほど珍しい障害ではなく、実際にはよくみられ、治療への反応も悪くありません。

強迫観念とは、自分でもおかしいと思うものの、特殊な観念やイメージが浮かんできて、取り除くことができないというものです。

たとえば、「自分は人を殺すのではないか」というイメージが浮かんでくると、その行動をするわけではないのに、そのイメージにとらわれて苦しくなってしまう。

このように、人を殺すのではないか、首を絞めるのではないか、駅のホームに立っていると自分は飛び込むのではないか、逆に自分は人をホームから突き落としてしまうのではないか、赤ん坊の首を絞めるのではないか、人を見るとセックスの場面を想像してしまい苦しくなる……といったように、さまざまな強迫観念があります。

一方、**「強迫行動」**とは、不潔感、接触恐怖といった考えに基づいて生じる儀式的行動です。何度も手洗いをしたり、シャワーを浴びたり、風呂の時間が1時間も2時間もかかったりする。また、人と接触するとそれは不潔だとして、家に戻って手ぬぐいで拭《ふ》かなければ外に出られない、あるいは全部洋服を着替えなければ外に出られない、といったようなものです。

さらに、ドアの鍵を何度も何度も確認したり、家の全部の鍵を何度も確認しなければ外に出られなかったりする。これらを強迫行動と呼んでいます。

したがって強迫性障害とは、この強迫観念タイプと強迫行動タイプとにおおよそ分けることができます。もちろん、強迫観念と強迫行動を同時に持っている強迫性障害の人も多くみられます。

醜形恐怖は言うまでもなく、強迫観念タイプに属するでしょう。

ところで、強迫観念は時に曖昧《あいまい》になり、それを信じ切ってしまう場合もあります。となると、これは**「妄想」**ということになるわけです。

強迫観念から妄想への道は、ほぼ連続していると考えられます。

たとえば、「血を見ると怖い。その血からエイズがうつるのではないか」という強迫観念を持っている人でも、「そんなことはおかしいのですけれど」という人から、本当にうつると考えてしまう人もいるのです。

「先生、落ちている血からうつるということは本当にないのでしょうか」

「ないと思うよ」

「100%ないのでしょうか」

「100%ないと思うよ」

「でも先生、その血が皮膚《ひふ》にくっついて、私の傷ついた部分についたとしてもうつらないでしょうか」

「うつらないと思うよ、HIVは空気に触れただけで、すぐに死んでしまうから」

いくら私が説明しても納得せず、えんえんと質問を繰り返す男性もいるのです。

女性のなかには、「HIVはすぐに死ぬといっても、もしエイズ患者がそこで怪我をして血が落ちて、そこを私が歩いたためにその血の一部がはねてきて、下着から私の性器に達して、しかも自分がその時生理になっていたとすると、やがて私がエイズになることはないのでしょうか？」と聞く人もいました。

さすがに私も驚き、「君、本当にそんなことがあると思うの？」と聞くと、「先生、それはゼロとは言えないでしょう」などという議論になってしまいました。

強迫性障害にあっては、こんな会話が日常的に行われています。

妄想に近いし、時には妄想そのものです。そうなると、**「統合失調症の妄想型」**との区別は難しくなり、さらにまた**「妄想性障害（パラノイア）」**との区別も難しくなります。

つまりは連続しているといっていいでしょう。

家庭環境・文化と強迫性障害

強迫性障害は、一般人口の2～3％ほどにみられます。男女比はほぼ同じです。

男女比がほぼ同じという点は、醜形恐怖と類似しているところです。強迫性障害は児童期ないしは思春期に生じることが大部分で、多くは強迫性障害だけでなく、うつ病と合併していることも、醜形恐怖と似ています。

現在、生物学的な研究も盛んで、強迫性障害はセロトニンの調節障害でないかといわれています。

強迫性障害の「遺伝」も無視できません。一卵性双生児の一致率は二卵性双生児よりも多くみられることが報告されています。また、アメリカでは強迫性障害が見つかった患者の家族のうち、35％が同じ障害を持っていることも報告されています。

強迫性障害は、家庭環境や文化とも無関係ではありません。

親があまりにも清潔を強要する、あるいは確認することを常に強要している家庭や文化にあっては、子どもは当然、強迫性障害になりやすいと言えます。

さらにまた、現代文化が進むにつれて強迫性障害は多くなっているように思われます。つまり、きれいであること、清潔であること、秩序や形式を整えること、規則を作ること、そういった**「~ねばならない」**に囲まれていくのが文化の宿命だからです。

そしてその文化は、「こうせねばならない」「こうせずにはいられない」という強迫性障害と、どこかでつながっているように見えます。

だから醜形恐怖も、この文化の流れのなかにあるわけです。

また、強迫性障害の強迫行動は**一種の儀式的なもの**であり、原始的、魔術的なニュアンスもあると言えます。

私の経験によれば、強迫性障害の人たちは概して敵意が強く、しかしその敵意を表現できないひ弱さを持っています。たとえ、ある特定の人からいじめを受けても、表面はニコニコ笑っているが、内面では大変な怒りを持っていることが多いのです。

それでいて良心が異様に強く、人に怒りを持つことは、心が汚いからだ、罪悪だと自分を責め、それが手を洗うといった強迫行動につながっていくわけです。

したがって、強迫性障害の人たちが治っていくときには、**自分の怒りを表現し、相手に対してある程度ユーモアを含んだ怒りの表現ができる**ようになっていくものなのです。

薬物療法と心理療法の組み合わせ

強迫性障害の人たちの約50～70％は、父親の暴力にあってから、入学試験に失敗してから、あるいは子育てが始まってから……というように、なんらかのストレスが原因となっています。

また、強迫性障害の患者は、自分の症状をうまくごまかし、他人にわからないようにしている人が多くいます。このためそのことを親が問題にしたり、自分もまた「これでは大変だ」という考えに至るまで、2～10年かかってしまうこともしばしばあります。しかし、普通は1～2年前後で受診することが多いようです。

診療の結果、およそ20～30％はほぼ治ります。そして40～50％の人は、だいたい改善という状態にあるのです。

アメリカでの報告では、ほとんど変わらないか、悪化してしまうのは20～40％くらいだということです。強迫性障害の治療が進歩したとはいえ、結果はいまだに他の神経症に比べると悪いと言わざるを得ません。

治療は、心理療法と薬物療法の組み合わせが一番有効であることがわかっています。特に心理療法では行動療法が注目されています。また、薬物療法ではSSRIというセロトニンの再吸収抑制物質、つまりセロトニンを増やす物質が強迫性障害の症状を抑えることが認められ、注目されています。

簡単に言えば、薬物療法としてSSRI、心理療法としては行動療法を使うのが一番有効だということになります。また、時に抗精神病薬も有効です。

また、アメリカでは行動療法が一番有効であるとされ、特にきれい、汚い、確認といった行動などには、わざとそれに触れさせたりして、徐々に慣れさせていく「暴露療法」が注目されています。

また、強迫観念には思考停止法、つまり考えをやめる訓練が重視されています。どんどん思考を広げてしまうのではなく、それを**訓練によって遮断《しゃだん》できるようにする方法**です。

旧来の精神分析は強迫性障害には顕著な効果を示しません。しかし「力動精神療法」つまり精神分析の現代版というべき分析療法は、時に強迫性障害に有効であることは私の経験でも十分うなずけるものです。

社交不安障害と醜形恐怖

先に挙げたいくつかの症例でもわかるように、醜形恐怖の人は、他人との交流を避け、ひどい場合はひきこもりとなります。

したがって、醜形恐怖の人に**「社交不安障害」**が多くなるわけです。

この障害はかつて「社会不安障害」と日本では呼ばれていましたが、現在では「社交」に改められました。

人がいると自分が醜いとみられる恐怖が強くなります。そして人と会う機会の多い場所に行きたくなくなるのです。他人と「社交」することが不安になってしまうわけです。

そしてもし外に出ても、下を向き、顔を上げようとはしないのです。

人と話をしようとせず、孤独を選ぶことになってしまう。それでいて、家では甘えさせてくれる母親の側にいようとするのです。

また、ネットの世界に熱中して、世間から隔絶された場所に居続けることにもなります。

そして父親は、醜形恐怖の子どもの気持ちを理解できずに怒ってしまうのです。そのため醜形恐怖の子どもは、いっそう父を恐れることが多いということになります。

5章

摂食障害と醜形恐怖

過剰なやせ願望と現代の拒食症

「摂食障害」と醜形恐怖に関しては、重なる部分も大きいので、ひとつの章を使って解説していくことにします。

現代は、やせてスマートであることに過度の価値が置かれている時代です。テレビにはエステティックやジムのCMがあふれ、太っていることは、「罪悪」であるかのごときメッセージが茶の間に垂れ流されています。

雑誌は、いかにやせるかというダイエット特集を競い合っています。

かつて「デカイ顔は死ぬっきゃない？」という顔やせ特集の記事を目にしたときは、驚かされたものです。

さほど太っているとは思えない女性たちが、自分は太って醜いという思いにとらわれ、ダイエットやエステ通いに励んでいるのです。

目指すはスーパーモデルの体型でしょうか。いまや太っていることは、女性たちにとって**「最大の恥」**となっているかのようです。

実際、私たちの臨床でも女性たちの「やせ願望」と拒食症は、やせたい、スリムになりたい、細い脚になりたいという欲求が強く、ついには標準体重をはるかに下回り、歩けないほどになっても、なおかつ食べることを恐れてしまいます。

せっかく食べても口に手を入れ吐《は》きだしてしまい、あまりに頻繁に吐くために、指に吐きダコができている女性もいるのです。

タンパク質や脂肪分を極端に避けるため、低タンパク血症となって脚の浮腫《ふしゅう》を起こしたり、骨を弱くして骨粗鬆症《こつそしょうしょう》に至る場合もあります。さらに、下剤や利尿剤を使うことが多いためにカリウム、カルシウムの異常を引き出し、筋肉の働きを妨げたり、心臓に悪影響を与えて突然死という結果を生じてしまうことさえあるのです。

このような女性たちに「そんなにやせているのに、あなたはもっとやせたいのですかね」と聞くと、だいたいはこう答えます。

「こんなのやせているうちは入りませんよ。全然やせていないじゃないですか。私はこうやって動いているし、別に困っていないのだから」

「あなたのやせ方は、美しいというよりも、見ていて危うい感じがする」と言っても、彼女たちは「いえ、もっともっとやせている人がいます。**私は自分が納得できるような体型にならなければ我慢ができないのです**」というばかりです。

脂肪分はほとんどなく、肋骨、手や肩の骨、そして腸骨がはっきり見えるにもかかわらず、このように主張してやまないのです。

拒食症の人たちは、自分がやせているという認識を持たないことが多く、やせていると人に言われても、断固否定してきます。

また、体格指数ＢＭＩが17・0未満の体格に落ちても、むしろ喜んでいるのです。

そして、彼女たちは生理が不順だったり、まったくなかったりするのですが、そのことをあまり気にしていません。なぜなら、彼女たちの多くに成熟拒否、特に女性としての自己同一性を拒否する傾向がみられるからです。**つまり女になりたくないという願望**です。

また、食べることは母親との愛情関係と関連があると分析する人もいます。なんらかの理由で母親の愛を拒絶する人に、拒食行動がみられるのは確かです。この愛の拒絶の裏には、強い愛情欲求が潜んでいるものだし、実際に愛情欲求が前面に出ている拒食症患者も結構多くみられます。

ところが、このような女性がある時期突然、「過食」に変わり、信じられないほど食べて太ってしまうことがあります。

やせようと必死になっているときはそれなりに気持ちも落ち着いてみえるものの、ひとたび過食に走ると、精神的にもがらりと一変するのです。自分の意志の弱さに負けたという敗北感からやけになり、自殺を試みることもあります。

拒食症と過食症は基本的には分けられますが、往復することも稀《まれ》ではありません。
彼女たちはやせることこそ最大の歓びと言っていますが、ではいったい誰からやせているると評価されたいのでしょうか。

男性にモテたい、評価されたいからと考えがちですが、多くの女性たちはそうではありません。むしろ、スリムになることが自分自身の歓びなのです。さらには他の女性と比較し、自分がその人よりもスリムになることによって、歓びを感ずるという、女性同士の比較や戦いもあるのです。その意味で、彼女たちは大変な自己愛者といっていいでしょう。

女性の過度のやせ願望や拒食症は、日々の食事にもことかく貧困の時代や低開発国にはみられず、先進国ほど顕著になっています。

太っている身体が醜いというのは、決定的に現代の価値観でもあります。平安時代や古来の国家では、太っているほうが美しいとされていました。太っていることは、それだけ豊かな家に生まれた人、高貴な生まれの人、という象徴でもあったのです。

しかし、いまやせてスリムであることは、自分の体型にいつも心を配り、余分な肉や脂肪を持たない、自分の身体に余分なものを持たないという「潔癖性」が極度に進んだものでしょう。それはまた、太っている人は自己抑制ができず、だらしがなくていい加減な人、という受け止め方となり、やせてスマートであることは現代の最大の美徳、価値基準のひとつとして君臨しているわけです。

拒食症の人たちに多く共通しているのは、きわめて頑固で完全癖があり、負けず嫌いという性格です。

たとえば、熱心に勉強に励み、成績もいい高校生が、自分よりも成績のいい同級生の存在が大きなプレッシャーとなり、さらに勉強しようとするものの、疲れ果てて拒食の方向に走ってしまう、というケースもあります。この場合、勉強というストレスが拒食へと向かわせたわけですが、それでもよく聞いてみると、「太っている自分なんて大嫌い」「たくさん食事をしている自分は醜い、悪である」などと言うのです。つまりはストレスによって引き起こされるものの、いざ拒食が始まると、「人よりもやせたい」「スリムになりたい」「自分の考えている通りのスタイルになりたい」ということで頭がいっぱいになり、「太ることは悪である」という倒錯したモラルへと至ってしまうのです。

太っていることは悪なのでしょうか。

いまさらこのような若者たちに「体型や顔よりもこころの美しさ、豊かさこそ大切なのだ」と言ったところで、その言葉は無力で無意味なものでしかありません。

多くは、「そんなこと言ったって、身体の格好が良くて顔が美形ならば、男の子なんてすぐに寄ってくるし、女の子からもうらやましがられるし、友だちもたくさんできるのだから。こころなんか立派だって言っても、誰にもわかりゃしないわよ」などと言われるのが関の山でしょう。

いまやこころの美しさなど、彼女たちにとっては古ぼけたモラルでしかないのです。したがって、このような「こころが美しければ、豊かならば」といったスタイルで彼女らを説得することはほとんど不可能です。

しかし、拒食症も進めば、本当に骨と皮という状態になり、転べば簡単に骨折し、カルシウム不足によるテタニーと呼ばれる痙攣《けいれん》が手に生じたり、さらには突然死や衰弱死へと至ってしまうのです。

アメリカのデータでは、拒食症患者の10%～20%の人がこの病によって亡くなっています。このような死をかけたやせ願望に驚かされるとともに、なぜこのような時代になってしまったのか、深く考え込まざるを得ません。

摂食障害の症例 1

36kgになっても生き生きしている女子高生

ある高校3年生の女の子は、過食症ということでやってきました。

過食発作と嘔吐《おうと》がみられ、下剤や利尿剤によって懸命にやせようとするけれど、過食症のために非常に太っており、ややうつ気味でした。

例によって、「太っている自分は醜い。誰も寄ってこない。話しかけてもこない。死んだほうがましだ」と自殺未遂を2回起こし、入院してきました。

「太っているというけど、いかにも健康そうでいいと思うのですが」と言っても、彼女は納得しません。

「太っているから誰も自分に関心を向けてくれない。こんな醜いのは嫌だ。私は病院に入院した以上、やせようと思います」

そうきっぱり言い切って、その日から実際ほとんど食べない状態になってしまいました。1日1食で、あとは水分を補給するだけの食事が始まり、われわれの再三にわたる注意にもまったく耳を貸しません。

やがて彼女は36kgほどになって拒食症レベルに入り、生理も止まってしまいました。しかし顔は生き生きして明るい表情になり、「死にたい」などという気持ちはなくなっていったのです。

しかも彼女は外来で知り合った男性と性的な問題も起こしていました。私はそのことで彼女と話し合い、「そんなに男性にモテたいためにやせたいの？」と皮肉っぽく言ってみました。すると彼女は、こう言うのです。

「それはそうでしょう。女の子ですもの。太っていた時には電車に乗っても誰も振り向いてくれなかったのです。でもやせてからは、多くの男性が私のほうに振り向いてくれて、ボーイフレンドまでできたのですから。**私はいまのほうがいい**のです」

そして、さっさと退院してしまいました。

その後も男性とのトラブルが頻繁にあったと聞いていますが、拒食症を病《や》み、しかもそれによって生き生きするというのはよくあることなのです。

拒食症の初期の頃はやせていく自分が苦しいものの、やがてそれが歓びとなり、どんどんやせていってしまいます。

一説によれば、やせが本格的になってくると、エンドルフィンが出て、やせること自体が歓びとなってしまい、多動になり、人によってはフィットネスや過度な運動を行い、いっそうのやせを目指してしまうといった結果になるようなのです。

摂食障害の症例 2 失恋と両親の不和で拒食症と過食症になった女子高生

次は高校2年生の女の子です。

彼女の父親はアルコール依存症で酒ばかり飲み、夫婦仲は悪く、いつも家のなかは暗い雰囲気でした。

有名進学校に通う彼女は、父親の期待を一身に受けていました。しかし、さほど成績は良くなく、その期待はプレッシャーとなり、家庭も居心地のいいところではありません。

そんな彼女に「事件」は起こりました。ある男性を好きになり、彼の誕生日にみんなの前で花束を渡したのです。それは、彼女が彼を好きだということを周囲に公言したも同然の行為でした。

ところが彼は、「人前でそんなみっともないことをされて、僕は大変に迷惑だ」と彼女から離れてしまったのです。

その日から彼女の拒食が始まりました。やや背の高い、普通の体型をした女性だったのが、拒食が始まるとまたたく間に体重が減り、40kg台から32kgにまでやせていきました。よく聞くと、彼女の場合もやせることは女性として美しいことだと考えていたようです。

ほとんど肋骨が見え、肩や腸骨が外からわかるほどなのに、彼女は「やせている」という指摘を受け入れようとはしません。

それどころか、それまでの素直な態度からは想像もできないほど反抗的になり、人への敵意をむき出しにするようになったのです。

父親はじめ、母親、医師、学校の先生といった大人たちに対する不信感も非常に強くなっていき、勉強もまったくしなくなってしまいました。

彼女を治療するには入院しかなかったのですが、彼女はそれを拒否しました。なす術もなくやせていくのを見守っていたのですが、ある日彼女と母親が徹底的に話し合い、36kgを守るという固い約束のもとに、どうにか36kg前後を維持して学校に行くようになったのです。時々採血に来ますが、無口で何もしゃべらず、私には厳しい敵意の目を向けるだけで病院を去って行きました。

やがてこの拒食の時期に、父親はもはや彼女の大学進学について期待することはなくなっていました。

そうなると今度は、一気に過食の方向に向かってしまったのです。

「私は期待されないでホッとしたんだ」と思いつつ、**「期待されるに足る自分ではない」**ことが過食に向かわせてしまったということです。

今度はすぐに肥満体となり、驚くほど体型が変わってしまいました。彼女からは、「こんな自分は嫌いだ」「醜い」「でも、うんと食べてやるのだ」という怒りに似たものが感じられました。

このように両親の不和、彼女自身の失恋が組み合わさって生じた拒食症と過食症でした。しかし、「早く高校を出て、ひとりで生活したい。親や家から離れたい。そして専門学校で栄養学と料理を勉強したい」と言って高校を卒業しました。

そして彼女は望み通り自活することによって、拒食症と過食症から離れることができたのです。食行動異常の人たちは、食べ物に関係する職業に就くことが多いものです。

摂食障害の症例 3 母親の愛情を自分に向けさせたいと拒食症になった女性、22歳

3番目は、22歳の女性の場合です。

彼女の父親もアルコール依存症で、酒を飲んでは暴れ、家庭は荒れ果てていました。しかし、その父親があるときうつ病で自殺してしまったのです。

自殺それ自体はショックだったとしても、家族にとってはホッとした側面があったことも確かでした。

しかし、父親の自殺から2年ほど経つと、母親は新しい男性と知り合い、結婚を考えるようになりました。そして、母親の恋人がしばしば家を訪れるようになってから、22歳の女性の拒食症が始まったのです。

「お母さんの愛を一身に受けていたのに、お母さんの愛はあのいやらしい男のほうにいってしまった」

それが、彼女の怒りでした。

彼女が私のところに来たときは、この拒食症によって26kgという、すさまじい体重になっていました。ほとんど骨に皮がついたような身体で、よろけて血圧も計れず、血管が出ていないので採血もできません。

それでも彼女はやせていることを容易には認めないのです。

「これで平気で仕事ができるのよ。明日からだって私はブティックでアルバイトするのだから」と主張していましたが、私は「こんな体格ではいずれ死んでしまう。死ぬか生きるかの瀬戸際なのだ」と説得して、なんとか入院させることができました。

拒食症の根本原因は、母親の愛情が自分に向けられなくなったために、拒食症になることによって怒りを示し、母親の注意を向けさせたいということだったのでしょう。

それと同時に、女性がやせてスリムであることは魅力的だ、という強迫観念に駆られて拒食症に突き進んでいった側面もあったのだと思われます。

トイレに行くときに転んで手を骨折したり、カルシウム不足によりテタニーという痙攣が起こったり、とさまざまな拒食症の症状を呈していて、毎日点滴を欠かせませんでした。もちろん生理はありません。

彼女の体重は入院してある程度上昇し33kgになり、38kgになったとき、ようやく歩き方も軽やかになり、頬も少しだけふっくらして表情に明るさが戻ってきました。

彼女が外泊を要求してきたので、私はそれを許可しました。しかし彼女は二度と病院には帰らず、自然退院となってしまいました。

それから間もなく、彼女は私に電話をかけてきて、泣きながらこう訴えました。

「外泊で家に戻ったのですが、家は母親と男が独占していて自分の居場所がありません。病院に戻ろうかと思ったけど、それも悔しいので戻りたくないです」

それでも彼女は毎週、電話をかけてきました。受話器の向こうの声の響きはだんだんとか細くなり、体重が低下していることがよくわかりました。そしてある日、電話はぷっつりと途絶えてしまったのです。

こちらから電話をかけてみましたが、出たのは母親でした。

「A子さんはどうしましたか?」と聞くと、「A子はある朝、うつ伏せになったまま窒息死してしまいました」という返事がかえってきました。

体重が低下して筋肉が衰え、そのためにうつ伏せになって寝たときに、口と鼻が布団にのめり込んで窒息死してしまったのです。

普通は首の筋肉で寝返りを打ちますが、筋肉が衰えるとできなくなります。時々、小さな赤ん坊にみられる現象ですが、これが彼女に生じてしまったのです。

症例からみる
醜形恐怖

Part.3

6
章

統合失調症の醜形恐怖

36歳の女性が外来にやって来ました。

「先生、鼻がつぶれているんです。呼吸も苦しい」

彼女は、そう訴えてきました。

でも、とてもそんなふうにみえる鼻ではなく、普通でした。ただ顔は冷たい表情で、気持ちが通じない雰囲気を持っていました。

ふと、私はたずねてみました。

「自分の考えが人に通じると思ったことはないのですか」

すると女性は答えます。

「そうなのです、話していないのに考えが他人に伝わってしまうのです」

これは統合失調症でみられる**「思考伝播《でんぱ》」**という症状です。私はさらに質問しました。

「電波が入って来るというようなことはないのですか」

「あります、電波は邪魔なのです」

「あなたの悪口や噂をする声は聞こえますか」

「あります」

彼女は静かに答えました。これも統合失調症によくみられる「幻聴」です。

ここまでくると、この人が統合失調症であることは明らかでした。統合失調症の症状はみな揃っています。さらに加えて、醜形恐怖もあったということです。

歯科と醜形恐怖

28歳のダンサー女性の例をあげてみましょう。

みずから醜形恐怖を訴えてきたのですが、顔を見てまず驚いたのは、歯が数本しかなかったことです。

聞けば「歯がきれいではないので、歯科に相談すると、最終的に抜かれてこうなってしまった」と言うのです。

歯の醜形恐怖です。

歯の形、白さが気になり、何度も歯医者に文句を言ってはケンカになり、最終的に抜くと言われ、その繰り返しによっていまの姿になってしまったようです。

身体はスマートで、いかにもバレエダンサーという感じであり、顔立ちも美しいのです。

しかし、歯がない容姿は40歳くらいの年齢に見えました。

ある日、母親がやって来ました。

「あの子は、ここではいい子でいるようですが、家では大暴れしていて私にも暴力を振るうのです」と家での様子を話しました。

そのひどさに私もびっくりしたものです。やがて彼女はその歯科医を裁判で訴えました。彼女は境界性パーソナリティ障害ともいえるもので、衝動的であり、ダンスの世界ではそれなりに成功もしていました。しかし仕事に集中できず、歯の美醜に追われてしまったわけです。

「ペニスが小さい」という訴えは本当か①

だいぶ前の患者さんですが、自分のペニスが小さいと思い込んでいる当時25歳のサラリーマンの症例です。

彼は、外でトイレに行くことができません。人が自分のペニスを見て、「小さい」とバカにするのではないかと恐れているからです。

会社でもトイレを使えないため、会社に行くこと自体が大変な緊張を呼ぶことになり、仕事への不適応となってしまったのです。

しかし、彼のペニスは本当に小さいのでしょうか。彼はそれを人に見せることにおびえてしまい、**「客観性」**を避けているわけです。

少なくとも治療をする際には、この「客観性」なしでは、前に進むことはできません。また、彼自身の「ペニスが小さい」という言葉は、そのままの意味で受け止めていいものなのか否か。

精神科にあっては、その訴える悩みが、そのまま彼らの悩みであることは割合に少なく、何か別の悩みの代わりになっている、置き換えられていることが多いのです。

この**「置き換え」**のメカニズムを理解しながら、本来的な悩みは何かを探していかなければなりません。

客観的な追求のレベルと「置き換え」のレベル、常にこのふたつを考え、最終的に統合していかなければならないのです。

初めのころは、母親だけが相談に来ていましたが、のちに現れたこの患者は肥満気味で自己主張する力が弱く、「ペニスが小さい」というよりも、**「心が小さい」**というのが私の実感でした。

ともあれ、ペニスが小さいという醜形恐怖として、私は治療を開始しました。

まずは母親との会話を引用してみましょう（ここではDはDoctorである私、MはMother＝母親です）。

M 前は手が震えたりしていたのですが、お薬をいただいてからはなくなりました。でも、やっぱりトイレには行けないようです。昼食の後、個室のほうに入ってなんとか1回だけおしっこをして、あとは6時半ごろに家に帰ってくるまで我慢をしているみたいです。

D どんな仕事をしているのでしたっけ。

M 事務みたいなのですけど。いまはまだ新入りなので、言われたことをやったり、勉強したりしているみたいです。

D じゃあ、一応仕事はやっている？

M なんとか。就職のときもトイレに行けなくて、すごく大変だったのですが。

D トイレに人がいなくても、途中で誰か来たら、自分の小さいペニスを見られてしまう。それが怖い、ということですね。

M 就職試験も、面接が1日かかる会社は全部外して、半日だけの会社を探してなんとか行けていたのですが、面接で何度も落ちて、やっといまの会社に決まったのです。20

人くらいの小さいところらしいのですが、でもやっぱりトイレのことが気になるらしくて。

D トイレはどのくらいの割合で行くのですか？　普通の人は2～3時間に1回くらいですが。

M 家にいるときは普通ですが、外に出たときはなるべく行かないようにしているようです。

D 我慢してしまうのですね。我慢しきれれば、おびえないで済むわけですね。

M そうですね。

D 唯一おびえるのは、トイレに行ってペニスを露出するような状況。それを人が見るのではないか、ってことだけでしょう。実際にペニスは小さいのですか？

M そんなことはないと思います。見たことはないですが（笑）。

D 来れば、ちゃんと見てあげるのに（笑）。でも、別にペニスが小さいからといって、特に問題があるわけではないのでしょう。

M 本人は、小学生くらいだ、と言うのですが。

D お父さんにも見せないのですか？

M ええ。父親のことは怖がっていて話をする雰囲気ではないのです。本当は父親が相談に乗ってあげればいいのでしょうが。

D そうですね。お父さんが見てあげて、「お前のおちんちんは俺とそんなに違わないぞ」と言ってあげれば、だいぶ違うのですけどね。

M トイレに行けないことも、言わないでくれって。

D それも言わないでくれって言うの？　じゃあ、お父さんはこのことをまったく知らないわけですね。

M はい。

D なぜ、ペニスが小さいと思い始めたのですか？

M それがよくわからないのです。

D 漠然《ばくぜん》としているの？　漠然とペニスが小さいという気になったの？

M どういう経緯かわからないのです。高校時代から起こっていたらしいのですが、初めて聞いたのは昨年のことなのです。それまでは、なんとかトイレに行っていたみたいなのです。

D 昨年初めて、つまり24歳になって初めてお母さんに打ち明けた。こういうことですね。

M トイレに全然行けなくなったのは、大学3年の3月くらいからだそうです。それまでは個室で済ませていたらしく、駅や学校でもなんとか工夫していたようです。それが、就職活動を始めるころにちょうどテロ事件があって、「不審な人を見たら通報してください」とか、駅のトイレの警戒がすごく厳しくなったらしいのです。それで、おしっこをするたびに個室に入っていては変に思われるのではないか、と思い始めてそれからだんだん行けなくなったらしいのです。でも、コンビニのトイレのように大小一緒のところ、小便所がなくて、そこに入っていてもおかしくない様式のトイレでは大丈夫みたいです。

D 高校のとき、修学旅行ではどうしていたのですか？

M (旅行には）行ったのですが……。

D でも、お風呂には入らない。

M 入ったのか入らなかったのか、よくは知りませんが、あのときも辛かったと言っていました。すごく荒れたときもあって、「それなら泌尿器科に行ったら」って勧めたのですが、絶対にそんなところには行きたくないって。

D よく泌尿器科に行かなかったね。普通は行くのですがね。

M だから、泌尿器科で治るなら、って思って勧めたのです。

D 治す、というより判断してもらうということですよね。

M あれは、大学4年のときだったのですが、夏にゼミ合宿があったのです。お風呂も入らなくてはいけないし、合宿には行けないと思ったらしいのです。それで、ちょっとパニックになってしまって、雑誌に掲載されていた病院に行ったのですが、結局肝心のそのことは言えなかったらしいですね。

D じゃあ、第三者にペニスが小さいと言われた証拠はないわけですね。自分がそう思っているだけで。

M 絶対そうだ、って言い張るのです。

D 見るわけにいかないですものね。でも小さかったとしたら、子どものころから小さいはずではないですか。

M ただ、それが理屈でそういうふうになっているのか、それとも本当に病気で小さいのか。アメリカなどでは手術したりすると言いますよね。

D つまり本当に小さいのかどうか、ということですね。本当に小さかったら、確かに性関係に支障をきたしますから。いままでちゃんと尿が出ているのは明らかだから問題はない。ただ性関係のことだけでしょう、小さいとして問題となってくるのは。それが果たして性関係が難しいほどの小ささなのか、自分だけの思い込みなのか。

M そうです。思い込みだけなのか、それとも本当に病気なのか、よくわからないのです。

「ペニスが小さい」という訴えは本当か②

D 見るしかないですよ。見て、これは君の思い込みだねって言うか、本当に小さかったら、ちょっとこれは心配だねって言うか。小さいといっても程度によりますね。普通、小さいからといって性関係が持てないってことにはなりませんから。それとこれはちょっと違うのです。まぁ、見ないことにはなんとも言えませんが。

やっぱり、人に見せる勇気がなくてはどうしようもないですよね。小さいか大きいかなんて、自分ひとりで判断することではないですからね。

M でも、何か事があると、ギリギリまで逃げようとする感じなのです。私が「病院に行ったら」と言っても、「いや、絶対に行かない」って。就職だって本当はしたくなかったのですが、主人が知らないので「どうして就職しないのだ」って問いつめるわけです。「働かないなんておかしい、どこでもいい、工場でもいいからちゃんと就職しろ」ということで、ようやく1月の末に決まったのです。その後また、「病院に行ったら」と言ったのですが、太っているから嫌だと。80kgあるのです。なので、やせれば大丈夫だって、そのときは言うわけです。

D 太っていることも引け目になっているのですか？

M 太っているから、あの、こうなんて言うのかな……。

D ペニスが小さく見えてしまう？

M お腹で圧迫しているからかもしれない、やせれば大丈夫かもしれないって、自分では思ったりしているのですが。だからといって運動するわけではなく、ただ病院に行くのを延ばし延ばしにして、ついに入社になったのです。本当は入社が決まったあと、本人に「病院に行くべきだ」と言ったのですが、ダメだったのです。いろいろな本も読んでいて、あまりそういうところには行かないほうがいいのだとか言って。

D こういうのは、ひとりで思い込んでいることが多いので、勇気を持って行ってもらわないと解決にならないのですけどね。

M そうなのです。どうにか会社には行っているのですが、これから残業があったり、社内旅行とかあるかもしれないということで、ちょっと。

D 不安なのですね。学生だけの旅行とか合宿とかには一切参加しないわけでしょう。それでは友だちなんて大してできないでしょう。

M そう、できなかったですね。ゼミで飲みに行くという誘いも、全部断っていました。

D 誰かに高校のとき、言われたのかなぁ。「お前のおちんちん小さいぞ」って。それがずっと引け目になっているということなのかな。

M そうかもしれませんね。

D もともと気が弱いほうですか？

M 中1のときに剣道部の部活でちょっといじめられて、それから朝になると頭が痛くなったり、気持ちが悪くなったりするようになりましたね。ずっと遅刻したり、休んだりしながら、なんとかやっと卒業できたという感じでした。

D 人への劣等感が強いということですよね。

M そうですね。高校もずっと遅刻しながら通って、大学にも三浪して入ったのです。

D どこの大学に行ったのですか？

M 私立のA大に。主人は「三浪までして、なんてだらしないのだ。せめて人並みにやってくれ」と怒るばかりで、とても相談したりできるような関係ではないのです。

D やっぱりお父さんに言わなくちゃいけないのだけど、お父さんの言い方も、あんまり冷たく、「そんなばかばかしい」なんて言われてしまうと、本人も傷つくでしょうから。

M たぶん、そう言うと思います。うちの主人もちょっとおかしいのです。もともと神経質な人です。子どもが就職試験を受けている最中はもう仕事も手につかないし、友だちにも会えないとか言うのです。どうしたらいいのだ、ってイライラして落ち着かないのです。とても相談できるような感じの人ではないです。

D まず、泌尿器科に連れていってあげたほうが無難ではないですか？

M 絶対に行かないって言うのですが。

D でも、そんなこと言っても「自分の劣等感やら、間違った思い込みだとしたら、あなたどうするの？」と説得して専門家に診てもらうのが、この際、一番賢明なことでしょう。

M それは言いました。とにかく人に見られることが耐えられないようなのです。もう、絶対に嫌だから、なんとか見られないで解決したいって。それだけを思っているみたいです。

D ペニスを見られないですむように、っていうのが唯一なのでしょう。でもそれだと生活が非常に不便ですよね。ちょっと気が弱すぎるな。ちゃんと泌尿器科に行って診てもらわないと。こういう人たちは、ひそかに形成外科に行って、おちんちんを大きくする手術を受けたりするのです。実際に、いい加減な形成外科だと、ペニスを膨らましたりという手術をしてくれます。しかし、その後、後遺症で悩んだりということもあるのが現状です。だから本当に小さくて困るのかどうかを客観的に知らなかったら、次に進まないですよ。頑張って説得すべきだと思います。

M 私が、ですか？

D 泌尿器科にひとまず行って、小さいか大きいかをちゃんと診てもらう。小さくたって、ちゃんと機能があれば文句ないわけですから。だから機能もないって言われちゃったら、これは本当に泌尿器科の問題になってくるから。

M 私が言っても、あとで暴れたりするのです。

D どうしてですか？　わかってくれない、とか言って？

M この苦しさをわかってくれないって。

D もう少し勇気が持てるように、恐怖感をなくすようにしなければならないですね。ちょっと楽なようにして、泌尿器科に行きやすいように薬を出しましょう。

M あの、一泊旅行のときなんかはどうしたらいいのでしょうか。

D この薬を飲んで、持って行くってことでなんとか。

M この前の研修のときは、人前で飲むことができないと言って、持って行かなかったのです。

D そこまで気にするわけ？　ほとんどペニスが小さいかどうかというよりも、人への対人過敏が実態でしょう。

M そうです、はい。

D　そんなに気にすることはないのに。

M　もう、何でもかんでも気になる。まぁ、一番のもとはこれなのですが。本当に家を出て、誰かに見られるとかいうことまで気になる。

「ペニスが小さい」という訴えは本当か③

以上が母親とのやりとりですが、後に彼は私のところへやって来て、実際にペニスを私に見せました。

その見せ方に私は驚かされることになりました。

これまで、ペニスを見られることを極度に恐れていた彼が、きわめて大胆に、子どものように診察室でそのままズボンをおろしてペニスを晒《さら》して見せたのです。

私はそのとき、**なんとデリカシーが不足しているのか**と思いました。

このデリカシーの欠如もまた、彼が社会のなかで適応することに失敗している一因だということは容易に想像できました。

ペニスを見たところ、小さいということはなく、やや包茎気味ではあるが、普通でした。その包茎も支障のあるものではありません。そして、そのことを彼に伝えると、いささかホッとした表情になったが、決してそれだけで治るということではなかったのです。

むしろ、その後の1週間は大変な荒れようだったそうです。

会社に行かず、「もう死んでしまいたい。こんな小さなペニスではみっともなくて、どこにも行けない」「会社のトイレは使えない。会社の大きいほうのトイレに入って、誰にも見られないようにしようとしても、あんまり大のほうにばかり入っていると変だと思われてしまう。いや、もうみんな、自分が変な人間だと気がついている」と、家で荒れていたのです。

彼の「ペニスが小さい」という恐怖は、そうやすやすと消し去ることのできないものでしたが、根気強い治療の結果、その恐怖は徐々にやわらいでいきました。

「要は、仕事を中心に生きなさい。仕事ができれば、ペニスがどうであれ、人はあなたを評価するのだから」と、仕事に集中するよう助言をしました。

ペニスが小さいということに関しては、「私が自信をもって小さくないことを保証するから、その考えが浮かんだら、できるだけ打ち消すこと。そう考えることをやめること。あるいは、その考えが浮かんだら、別の考えに置き換えてみること。たとえば、今度の日曜日にスポーツをやってみよう、公園に行ってみよう、山に行ってみよう、というふうに置き換えてみるとか、隣の人と雑談をしてみたり、散歩に行くようにしてみよう」と、ペニスが小さいという考えを排除して、他の妥当な考えに置き換えるように訓練を重ねました。いわば、**認知行動療法**といってもいいものです。

これによって少しずつ落ち着き、会社に行くことも苦痛ではなくなっていったのです。さらに、行動療法として、「ペニスは小さくないのだから、人に見られても怖くないのだ」ということで、あえて普通のトイレに入ることを訓練し、それに慣れさせていきました。

そして最終的には、力動精神療法的なアプローチにより、自分自身の対人関係における力の弱さ、キメの細かい、大人としての成熟した対人関係が育っていなかったことに気づくことで、ペニスが小さいという恐怖から解き放たれていったのです。

ペニスの醜形恐怖はアメリカでもかなりみられるようです。醜形恐怖のなかでは9％を占めています。

7章

醜形恐怖になりやすい性格・条件

醜形恐怖とパーソナリティ障害

パーソナリティ障害は、ここ数十年で一般的にもかなり知られるようになりました。では、醜形恐怖になりやすいのは、どんなパーソナリティ障害でしょうか。

「パーソナリティ障害（人格障害）」の基準に当てはめると以下のような障害が考えられます。

★強迫性パーソナリティ障害
★回避性パーソナリティ障害
★境界性パーソナリティ障害
★妄想性パーソナリティ障害
★シゾイド／失調型パーソナリティ障害

さて、これらは具体的にどのようなものなのでしょうか。

アメリカ精神医学会作成のＤＳＭ-５より、その診断基準をそれぞれ抜粋・解説してみましょう。まず、次の項目では強迫性パーソナリティ障害について解説します。

強迫性パーソナリティ障害とは

次ページの診断基準に記されている通り、強迫性パーソナリティ障害とは何事も完全でなければ気がすまないという完全癖が強いのです。そして、規則や形式といったものに非常に従順です。

完全に成し遂げようとするあまり、少しでもうまくいかないと不安になったり、抑うつ状態におちいったりしてしまいます。また頑固で柔軟性に欠け、ひとつのことに長くこだわるのです。

当然ながら、「強迫性障害」とのつながりも強く、強迫性障害のうち、72%に「強迫性パーソナリティ障害」がみられるといった報告もあります。また、特に日本では「うつ病」になりやすい人は強迫的な性格が多いと言われており、このパーソナリティとうつ病の関係はかなり強いと言えるでしょう。

融通がきかない性格で、なおかつ特に職場でも家庭でも変化が起こりやすい中年期には、うつ病になりがちなのです。

彼らは**「完全であれば価値がある」**と信じており、仕事や勉強も完璧にやり抜こうとす

【強迫性パーソナリティ障害の診断基準】

秩序、完璧主義、精神および対人関係の統制にとらわれ、柔軟性、開放性、効率性が犠牲にされる広範な様式で、成人期早期までに始まり、種々の状況で明らかになる。以下のうち4つ（またはそれ以上）によって示される。

- □活動の主要点が見失われるまでに、細目、規則、一覧表、順序、構成、または予定表にとらわれる。
- □課題の達成を妨げるような完璧主義を示す。（例：自分自身の過度に厳密な基準が満たされないという理由で、1つの計画を完成させることができない）
- □娯楽や友人関係を犠牲にしてまで仕事と生産性に過剰にのめり込む。（明白な経済的必要性では説明されない）
- □道徳、倫理、または価値観についての事柄に、過度に誠実で良心的かつ融通がきかない。（文化的または宗教的立場では説明されない）
- □感傷的な意味をもたなくなってでも、使い古した、または価値のない物を捨てることができない。
- □自分のやるやり方どおりに従わなければ、他人に仕事を任せることができない。または一緒に仕事をすることができない。
- □自分のためにも他人のためにもけちなお金の使い方をする。お金は将来の破局に備えてためこんでおくべきものと思っている。
- □堅苦しさと頑固さを示す。

（以上、DSM-5より）

るため、実際に人より秀でていることも多く、自信・うぬぼれも相当もっています。しかし、柔軟性に欠けていて変化に弱いために、昇格や転勤、異動といった大きな変化を経験したときに挫折してしまうわけです。

ただ、「重要なことをきちんとやる」ことに意味があるのです。「重要でないものまで完璧にやってもあまり意味がない」ということを、まずは知っていくべきでしょう。

【強迫性パーソナリティ障害の症例　強迫的な性格から、うつ病を発症】

44歳の男性Tさんは、市役所に勤める地方公務員で、うつ病ということで外来にやって来ました。診察した結果、入院することになったのですが、うつ症状が重く、まったく気力がわかないため、最初はただただ何もせず寝ているだけでした。しかし、抗うつ剤が効いて3週間くらい経つと、ほとんどうつ症状はみられなくなりました。

ところが、ようやくベッドから抜け出ることができるようになったかと思うと、今度は病院の掃除や庭掃除を徹底的にやりだし、自分の洗濯もシワのひとつまで几帳面《きちょうめん》に伸ばしてやるようになったのです。

Tさんの完全癖は、さまざまなところに及び、はては病院の規則の矛盾をこまごまと指摘し、もっと改善するように再三みんなの前で話し、強く要求するようになりました。

確かにTさんが言うことはもっともだったのですが、あまりにしつこく強引なので、ほかの患者さんからは、いささか疎《うと》まれるほどでした。

かくてTさんのうつ病の陰には、強迫性パーソナリティ障害が隠されていることがわかったのです。また、強迫的といえば朝、鏡を前に1時間近くをかけて顔や髪の毛、洋服に至るまでのチェックを欠かしません。特に醜形恐怖はなかったのですが、自分が納得するまでやめられなかったようです。

強迫性パーソナリティ障害の人は、日常生活が規則的にうまくいかないことから、うつ病になりやすいと言えます。

彼らは小さい頃からその傾向を持っている場合が多いので、治療は容易ではありません。最初の3か月ほどは、Tさんの強迫的な人格にあまり改善はみられませんでした。

Tさんはこれまで妻を顧みず、夫婦関係も希薄であったため、私は妻を含めてのカップルセラピーを取り入れることにしました。妻は夫とは反対に、柔軟でユーモアに富む性格でした。なので、奥さんに治療に参加してもらうことはきわめて有効でした。

それと同時に、集団療法によって人が自分をどう見ているかということから、自分の性格に気づくように仕向けたのです。そして、「あなたの性格は完璧を重んじるあまり、柔軟性や融通といったものに欠けていますね。だからうつ病になりやすいのです」と説明し、治療を進めていきました。半年後にはかなりの改善がみられ、のちに妻との関係を回復し、子どもが生まれたと聞いています。妻は出産間際まで自分の妊娠を知らず、ただの肥満と考えていたことにはびっくりしましたが、それくらい呑気《のんき》でした。

日本では、強迫性パーソナリティ障害に至らないまでも、何でも几帳面にしなければ気がすまないという人が多くみられます。

強迫性が強いことは、まじめで仕事を着実にこなすという点では役に立つ面もあるかもしれません。しかし、どうしても硬直した面が残ってしまい、この例のようにさまざまなこころの問題を引き起こしてしまうのです。

回避性パーソナリティ障害とは

回避性パーソナリティ障害は、不安や恐怖感が強い人格群のなかでも、もっとも不安が強く、非常に傷つきやすいパーソナリティです。

彼らは人からどう思われているかといった不安が強く、「自分が人に受け入れられるかどうか」にきわめて敏感で、**「確実に受け入れられる」**と確信できないかぎり、その場所に行こうとはしません。私の治療経験では、特に男性に多いという印象があります。

【回避性パーソナリティ障害の診断基準】

社会的抑制、不全感、および否定的評価に対する過敏性の広範な様式で、成人期早期までに始まり、種々の状況で明らかになる。以下のうち4つ（またはそれ以上）によって示される。

- □ 批判、非難、または拒絶に対する恐怖のために、重要な対人接触のある職業的活動を避ける。
- □ 好かれていると確信できなければ、人と関係をもちたがらない。
- □ 恥をかかされる、または嘲笑されることを恐れるために、親密な関係の中でも遠慮を示す。
- □ 社会的な状況では、批判される、または拒絶されることに心がとらわれている。
- □ 不全感のために、新しい対人関係状況で抑制が起こる。
- □ 自分は社会的に不適合である、人間として長所がない、または他の人より劣っていると思っている。
- □ 恥ずかしいことになるかもしれないという理由で、個人的な危険をおかすこと、または何か新しい活動に取り掛かることに、異常なほど引っ込み思案である。

（以上、DSM-5より）

回避性パーソナリティ障害は、日本人に目立って多いうえ、80年代以降は急速に増えています。不登校や出社拒否などのおよそ半分は、このパーソナリティ障害であると言われています。彼らは日本の少子化、母子密着型の過保護の落とし子ではないでしょうか。

大切に大切に育てられて、人の間でもまれた経験が乏しく、当然ちょっとしたことでも傷つきやすく、自分が大事にされるような場所でなければ、行こうとしない人間になるのも不思議はないのです。

その意味で、回避性パーソナリティ障害は、現代日本の若者の典型的な一類型と言えます。また、回避性パーソナリティ障害にはひきこもり、うつ病や不安障害がつきものです。特に社交不安障害、あるいは全般性不安障害が多くみられます。

【回避性パーソナリティ障害の症例　お昼を食べる相手がいなくてつらい……】

東京に住む女子大生のMさん（21歳）は、「大学に行けない」という相談で私の外来にやって来ました。

理由を尋ねると、「大学に行っても友だちがいないので、寂しくてたまらないから」と言いました。

「どうして、ひとりでいるのがそんなに辛いのかな」

「ひとりでいるのが辛いというわけではないのです。みんなのなかに入りたいのに、なかなか入っていけないのが辛いのです。みんなが私を嫌っている気がして怖くて……」

そして、こんなことも訴えました。

「私の目は鋭くて美しくありません。だから、こんな私はきっとみんなから嫌われているに違いありません」

実際、お昼を食べるのにも一緒に食べる友だちがいないので、わざわざ大学から遠く離れたところまで行き、そこで食事をするというのです。

「なぜ、学校の食堂でひとりで食べるのがいやなの」

「ひとりで食べていると、友だちがいないと思われますから。ひとりで食べるというのは、暗いとか嫌われていると思われてしまうのです」

さらに、同じクラスの人を誘いたい気持ちもありながら、「断われるのが怖くて誘えないのです」と言うのです。

Mさんのような受け身の姿勢で友だちはなかなかできないでしょう。そして友だちがいないと、ますます学校に行きづらくなるという悪循環で、私のところに来たころには出席日数が足らず、卒業も危ぶまれるような状況にまでなっていました。

それでも治療に通いながら、何とか卒業できたのですが、今度は社会に出て働く自信がなく、つまり会社に就職して多くの人と触れ合いながら仕事をすることに自信がなく、家で何をするでもなしに終日過ごすようになっていました。

家では「こんな自分にした親に責任がある」とケンカが絶えず、親もほとほと呆れて、私の外来では**家族療法**（家族を対象にした心理療法）になることもたびたびありました。

彼女は治療者である私には依存的で、言うことにも素直に耳を傾けます。しかし、親には反抗的で、そういったところでも回避性パーソナリティ障害の特徴がみられました。

そこで、就職してフルタイムで働くのは難しくても、まずは自立を目指して、ちょっとしたアルバイトを始めてみるようにアドバイスをしてみました。

するとある日、彼女はファミリーレストランでふいに働き始めました。アルバイトだったので、ある程度気楽に続けることができたようです。そうして治療に支えられながら、少しずつ実社会に触れ、慣れていくにつれて、だんだんとたくましくなってきました。

境界性パーソナリティ障害とは

境界性パーソナリティ障害は非常に衝動的で、気分の移り変わりが激しいのが特徴です。そのため、対人関係も一時的には何とか保てますが、長続きさせられないのです。

【境界性パーソナリティ障害の診断基準】

対人関係、自己像、情動などの不安定性および著しい衝動性の広範な様式で、成人期早期までに始まり、種々の状況で明らかになる。以下のうち5つ（またはそれ以上）によって示される。

- □ 現実に、または想像の中で、見捨てられることを避けようとするなりふりかまわない努力。（注：基準5で取り上げられる自殺行為または自傷行為は含めないこと）
- □ 理想化とこき下ろしとの両極端を揺れ動くことによって特徴づけられる、不安定で激しい対人関係の様式。
- □ 同一性の混乱：著明で持続的に不安定な自己像または自己意識。
- □ 自己を傷つける可能性のある衝動性で、少なくとも2つの領域にわたるもの（例:浪費、性行為、物質乱用、無謀な運転、過食)。（注：基準5で取り上げられる自殺行為または自傷行為は含めないこと）
- □ 自殺の行動、そぶり、脅し、または自傷行為の繰り返し。
- □ 顕著な気分反応性による感情の不安定性（例：通常は2～3時間持続し、2～3日以上持続することはまれな、エピソード的に起こる強い不快気分、いらだたしさ、または不安)。
- □ 慢性的な空虚感。
- □ 不適切で激しい怒り、または怒りの制御の困難（例：しばしばかんしゃくを起こす、いつも怒っている、取っ組み合いの喧嘩を繰り返す)。
- □ 一過性のストレス関連性の妄想様観念または重篤な解離症状。

（以上、DSM-5より）

「黒か白か」「善か悪か」という両極端な考え方をしやすく、相手から望み通りの親密さや依存が認められないと、強烈な怒りをぶつけてきます。こうした極端な考え方は、醜形恐怖にも通じるものです。

やがて本人はどんどん孤独になっていってしまいます。でも、孤独に強いかといえば、まるで弱く、つねに人の愛情を強く求めています。

その底には「自分を見捨てないで」という強い欲求があり、「自分が見捨てられるのではないか」という強い不安、**「見捨てられ感」**が存在するのです。また、衝動的なため、仕事や勉強も中途半端で挫折《ざせつ》を繰り返しがちです。

こうしたことから虚無感が強く「死にたい」と思うことも多く、しばしば衝動的に自殺を図ってしまいます。リストカットを繰り返すケースも多く見られます。

感情の変動が激しく、気まぐれで病院にも来たり来なかったりするので、一貫した治療がなかなかできません。そのため治療は困難なのですが、それでも私のデータでは1年間で2～3割は治癒します。

また、年齢が上がるにつれて自然と治っていく面も大きく、長くても4年前後でだいたいの問題は鎮静化し、30歳前後になるといっそう軽くなっていくことが多いのです。

【境界性パーソナリティ障害の症例　でもどこを手術したらいいのかわからない】

28歳の女性。中学生の頃から拒食症が見られましたが、最近うつ傾向が強いとのことで外来にやって来ました。

いままで自殺未遂は4回ほど起こしていました。彼女は、**「何もかもが無意味」**と言います。

そして下剤を大量に使ってやせようとし、売春婦として生きていくと言うのです。また、「自分の顔はブスで美容形成をしたい」という醜形恐怖傾向もみられました。また、「人の多いところに行くと、頭が痛くなり逃げ出したくなる」と、さかんに訴えていました。彼女の母親はまったくの無関心であり、彼女のことは見て見ぬふりを貫き通していました。父親は無職でブラブラしているといいます（どうやら難病のようです）。

虚《むな》しい、絶望的、自分の顔が嫌いといい、過食発作や大量服薬、そして多重人格様の幻覚までみられました。

依存心が強く、いつも男性がいないと不安だと言います。それでいて、お金がなくなると躊躇《ちゅうちょ》せず身体を売ってしまうのです。

こんな彼女は、いつも自殺念慮を持っています。しかし、それが恐怖であると同時に救いでもあります。たいてい、男女問題がからんでおり、境界性パーソナリティ障害における「見捨てられ感」が強いのです。

自分がどう生きていいのかわからない、いわばアイデンティティが混乱している状態とも言えます。それでいて、**衝動性は強い**のです。

彼女は日ごろ、醜形恐怖のことは少ししか話さず、よほど苦しいときのみ訴えていました。

「顔全体が不細工だ」と言い、そのためどこを形成手術したらいいのかわからず、いまに至っています。

妄想性パーソナリティ障害とは

妄想は誰もが抱くものですが、それが極端になってしまうとパーソナリティ障害や統合失調症といった精神疾患として診断されます。

少し複雑ですが、妄想性パーソナリティ障害について解説しましょう。

妄想性パーソナリティ障害は、一言でいえば、きわめて猜疑心《さいぎしん》が強く、嫉妬《しっと》深いタイプです。**「人を信じる力が破壊されてしまっている人たち」**ということができます。

自分の疑いを裏づけると思うような、ちょっとしたことがあると、「やはりそうだった

【妄想性パーソナリティ障害の診断基準】

A. 他人の動機を悪意あるものと解釈するといった、広範な不信と疑い深さが成人期早期までに始まり、種々の状況で明らかになる。以下のうち4つ（またはそれ以上）によって示される。

- □ **十分な根拠もないのに、他人が自分を利用する、危害を与える、またはだますという疑いを持つ。**
- □ **友人または仲間の誠実さや信頼を不当に疑い、それにこころを奪われている。**
- □ **情報が自分に不利に用いられているという根拠のない恐れのために、他人に秘密を打ち明けたがらない。**
- □ **悪意のない言葉や出来事の中に、自分をけなす、または脅す意味が隠されていると読む。**
- □ **恨みをいだき続ける。（つまり、屈辱されたこと、傷つけられたこと、または軽蔑されたことを許さない）**
- □ **自分の性格または評判に対して他人にはわからないような攻撃を感じ取り、すぐに怒って反応する。または逆襲する。**
- □ **配偶者または性的伴侶の貞節に対して、繰り返し道理に合わない疑念を持つ。**

B. 統合失調症、「双極性障害または抑うつ障害、精神病性の特徴を伴う」、または他の精神病性障害の経過中にのみ起こるものではなく、他の医学的疾患の生理学的作用によるものでもない。注：統合失調症の発症前に基準が満たされている場合には、「病前」と付け加える。すなわち、「猜疑性パーソナリティ障害（病前）」となる。

（以上、DSM-5より）

のか」と怒りを爆発させたりするのです。

そして社会では、「同僚が上司にうまく取り入って、俺を出し抜こうとしている」などと思い込み（妄想）、部下に「ちょっと後をつけて調べてくれ」などと言ったりします。

猜疑心が強いあまり妄想傾向が顕著ですが、統合失調症のように現実から遊離した人が理解できないような妄想とは違います。

他人の行動を意図的に自分を脅かすものと考えるのです。人を疑ったり妬《ねた》んだりするため、会社などの組織で嫌がられることも多いのですが、本人は**「自分だけが正しい」**と思っているため、なかなか自分から組織を抜けようとはしません。

旧オウム真理教の松本智津夫死刑囚も、幼児期から目が悪い、貧乏だということもあり非常に猜疑心が強く、他人を信じない性格でした。彼はやがて宗教的、神秘的な主張をするようになりましたが、かつては妄想性パーソナリティ障害だったと思われます。なお、この障害は統合失調型パーソナリティ障害とオーバーラップすることが多いとも指摘されています。

【妄想性パーソナリティ障害の症例　被害妄想の底には不安とコンプレックス】

24歳の男性Oさんは、別の大学からある有名国立大学の大学院に入学しました。ところが入ってしばらくすると、「よその大学から来たのは自分ひとりだけだ。どうもそれを理由に、差別されているのではないか」このような疑惑を強く持つようになります。そう考えてみると、いろいろなことが思い当たるのです（教授は、自分にはまったく声をかけてくれないし、質問に行っても素っ気ない。大学院での仕事の分担も、自分だけには与えられない）。

「教授を含めたみんなが、自分を排除しようとしている」という疑惑は、Oさんの中でどんどん膨らむ一方でした。

また、「だんご鼻である自分は不細工なのでしょう」とも言っていました。

何かをしようとしても、そのことばかりが頭に浮かび、時には激しい怒りに襲われたり、時には暗く落ち込んだりと、精神的にも非常に不安定な状態になってしまい、勉強も手につかない日々を過ごしていました。

彼はとうとう困り果てて、私の外来に来たのです。私との面接を重ねるうちに、結局は自分の考え過ぎであり、妄想にすぎないことが彼自身にも理解できるようになっていきました。

実は、彼は内心その大学院におびえと劣等感を強く感じていましたが、それは大学院そのものというよりは、大学院の名前、言ってみれば〝ブランド〟に圧倒されていたのです。そのことに気がつくと同時に、もともと強かった猜疑心が、「自分だけが別の大学から入った」ことでいっそう強まり、他の学生や教授を疑うようになっていった過程が、本人にも見えてきたのです。

こうして自らの猜疑心の強さを自覚し、治そうと努力したことで、Oさんの妄想性パーソナリティ障害はかなり良くなり、少しずつ友だちも増えて醜形恐怖傾向も軽快していきました。また、大学院になじむにつれてパーソナリティ障害もいっそうよくなっていき、その後は無事、大学院を卒業して就職することができたのです。

シゾイド／統合失調型パーソナリティ障害とは

「シゾイド／統合失調型パーソナリティ障害」は、妄想性パーソナリティ障害とも似た部分がありますが、別のものとして定義づけられています。

シゾイド型、統合失調型、どちらも「統合失調症」と症状がよく似たパーソナリティ障

【シゾイド／統合失調型パーソナリティ障害の診断基準】

A. 社会的関係からの離脱、対人関係場面での情動表現の範囲の限定などの広範な様式で、成人期早期までに始まり、種々の状況で明らかになる。以下のうち4つ（またはそれ以上）によって示される。

- □ **家族の一員であることを含めて、親密な関係を持ちたいと思わない。またはそれを楽しいと感じない。**
- □ **ほとんどいつも孤立した行動を選択する。**
- □ **他人と性体験をもつことに対する興味が、もしあったとしても、少ししかない。**
- □ **喜びを感じられるような活動が、もしあったとしても、少ししかない。**
- □ **第一度近親者以外には、親しい友人または信頼できる友人がいない。**
- □ **他人の賞賛や批判に対して無関心に見える。**
- □ **情動的冷淡さ、離脱、または平板な感情状態を示す。**

B. 統合失調症、「双極性障害または抑うつ障害、精神病性の特徴を伴う」、他の精神病性障害、または自閉スペクトラム症の経過中にのみ起こるものではなく、他の医学的疾患の生理学的作用によるものでもない。

注：統合失調症の発症前に基準が満たされている場合には、「病前」と付け加える。すなわち、「シゾイドパーソナリティ障害（病前）」

（以上、DSM-5より）

害です。

シゾイドパーソナリティ障害は、自閉的で孤独、はたからみると感情があるのかないのか、ちょっとわからないようなタイプです。彼らは無表情で、感情を表すことがないものの、「統合失調型」パーソナリティ障害にみられる幻覚や妄想はありません。

異性を含めて他人に興味がない半面、また自分への批判や賞賛にも無頓着《むとんちゃく》です。

さらに、人のことを親身になって考えることもないので、自然と対人関係はごく限られたものになっていきます。また、趣味や娯楽を楽しんだり、何かに打ち込む様子もあまりみられません。

対人関係をあまり必要としないため、ひきこもりの人のなかにしばしばみられるパーソナリティ障害でもあります。

一方、統合失調型パーソナリティ障害は、シゾイドパーソナリティ障害とよく似ていますが、そこに加えて非常に神秘的な考えに駆られたり、宗教的な妄想に走ったり、「人のこころが読める」「未来が読める」「亡くなった親戚の霊を呼ぶことができる」などと言ったりします。

統合失調型パーソナリティ障害は、パーソナリティ障害のなかでも、奇妙さでは群を抜いています。遺伝的にもっとも統合失調症になりやすく、約25％が移行するといわれています。
シゾイドパーソナリティ障害の症例を見ていきましょう。

【シゾイドパーソナリティ障害の症例　日常生活ができない公務員】

生活能力はほぼゼロで、結婚生活も破たん。シゾイドパーソナリティ障害の公務員の例です。

26歳の公務員男性が、「妻にも出ていかれてしまって、どうしたらいいのかわからないのです……」という悩みで私の外来にやって来ました。

自閉的な感じがあり、感情もやや平板であり、表情も変わらない印象でした。どうみても、あまり対人関係が得意にはみえません。

「結婚はどういう形だったの？」と聞くと、「母が勧めたお見合いです」と答えました。

さもありなんと思われました。

ところが、母親がかりで結婚はしたものの、彼には「生活を楽しむ」「一緒に分かち合う」という面がまったく欠けていたために、妻から次第に疎まれるようになっていったのです。

そして、とうとう子どもを連れて出て行かれてしまい、別居することになってしまったわけです。

この人の場合、母親がほとんど何から何まで世話してあげないと、ちゃんとした生活さえできないレベルでした。

風呂を沸かしたり洋服を選んだりといった、こまごましたことですが、誰もが毎日当たり前にやっていることが、まったくできないのです。しかも、そのことについて本人は何とも思っていません。

また、自分の鼻が曲がっているという、「妄想的な醜形恐怖傾向」も有していました。そのため、人前に出るのが怖かったようです。

しかし、社会的には公務員だったし、それで結婚も可能になったのでしょう。ただ、自分で相手を見つけて結婚するというのは、正直なところ難しいと思われました。

「シゾイドパーソナリティ障害」と診断した後は、抗精神病薬を少量処方し、集団療法に参加するように呼び掛けました。

ところが、いくらもしないうちに「何も発言できないから」と言って出席しなくなってしまったのです。

そして、私との面接でも、ロールプレイをしようにも押し黙ったきりで、何を考えているのか、表情もボーッとしたままという調子でした。

「これからどうしたいのか」と尋ねても、しばらく感情のない目でこちらを見つめたまま沈黙し、表情も変えずに、「……これからどうすればいいのでしょうか」と言うのがやっとだったのです。

言葉が出てこないだけでなく、表情も含めてあらゆる反応が極端に乏しい。結局、いろいろと指導してもどちらにも十分ついてこられず、治療はきわめて困難なものとなってしまいました。今後も、このような性格傾向が大きく変わるとはあまり考えられません。

つまり、シゾイドパーソナリティ障害の場合、多くは「治そう」とするよりはむしろ、「この性格のままで、どう生きるか」を考えることが必要だと言えます。

この方の場合も、そのように改めて指導していくことになったのです。

美醜とは何か

8章

顔・容姿へのこだわりはどこへ行くのか

美しさは、どんどんその価値を上げています。化粧にかける時間は増える一方であり、化粧品の種類も急速に増えています。いまや男性すら化粧品を使うことが珍しくなくなりました。

また、中学生の子どもは「母が美しくない」という理由で、保護者会に母親が来ることを拒否するといいます。美の意識はここまでのぼりつめ、人を傷つけてしまうのです。

若い男性のデートは、連れ添う女性の美しさの展示会ないしファッションショーのようでもあります。その自慢げな男性の顔、自信にあふれている女性の顔、実に明るい雰囲気を醸し出すのです。

しかし、その裏には厳しい生存競争が展開しているのです。

遺伝子は、種の繁栄を望むばかりで、メスはオスを惹《ひ》きつける戦略を遺伝子から与えられ、われわれは導かれてそれを美しいとして受け止めるのです。しかし、美しさの内容は多様であり、それが人間としての多様性を確保しています。

動物も、オスとメスがお互い惹きあうように、必要な努力をする行為は見ていても微笑ましいものです。

動物の場合、惹きつける容姿や特徴は比較的単純でパターン化されており、遺伝子にほぼ支配されています。他方、人間には多くの複雑な文化要素が含まれています。

だからこそ、人が惹かれるのは顔の美しさだけではありません。

気持ちが合うこと、考えが有益であること、知能が高いこと、家柄が良いこと、お金持ちであることなど数限りなくあります。この属性が美しさという顔の形態に特化することを防いでいるのでしょう。そうでなければ人間として狭くなり危険です。

もちろん美しさそのものは大きな価値を誇るでしょう。しかし、不景気や災難があればそれを切り開く知恵やお金、粘り強さと勇気が生存に必要です。

したがって、本来醜形にのみこだわるのは時に危険であり、美しさ以外のバランス感覚が背景にあったほうが良いのです。

醜形恐怖の人は、このバランスが不足していると考えられ、さらに認知のゆがみがみられるのです。

すでに述べたように、美しさは認知としてはやがて時間とともに慣れてしまい、以前ほど美しく感じなくなることが多いのです。あるいは、無意識の感覚になってしまいます。

「美人は3日で飽きる」という言葉は、当たっていると言えるでしょう。

本来、気が合う、尊敬できる、こころがきれいである、知性が高いなどといった要素がお互いを近づけるものです。気がつけば美しさというより、いま述べたような醸し出す気分や性格特性が全面に出てくることが多いのです。このような総合力が一番妥当であり、種としての人間に不可欠です。

醜形恐怖の人にとっては、逆に美しさの豊かさが欠如し、美醜の観念に強迫的にとりつかれてしまっているものと思われます。

また、醜形恐怖の人は身体も気にしています。そのこだわりは顔よりも多く、美への関心は顔から身体へと広がっています。

たとえば、美しい乳房、美しい脚や腕、ヒップという部位へのこだわりは年々強くなっており、さらにネイルアートというかたちで爪にまで美意識が及んでいます。

顔では鼻と目が中心であり、日本人は特に目に中心を置き、二重まぶたにこだわり、美容形成でのプチ手術が増加しています。

顔と言っても、通常は顔の形態と表情が結びついており、顔は単なる絵ではなく動く表情であり、生きた表情をもっているものです。ですが醜形恐怖の人は、どちらかといえば動いている顔ではなく、顔を静止画像としてとらえている傾向があります。

醜形恐怖の予防・改善

第7章を中心に醜形恐怖になりやすい人や、疾患などを解説してきましたが、ここではそのあたりをさらに掘り下げてみましょう。

共通しているのは、対人過敏と自己否定感情、さらに強迫傾向、つまり完全癖です。

私は、**「うつ病認知尺度」**というものを作っています。そこで見出せるのは以下の3つの因子です。

1、否定的自己認知

2、対人過敏

3、強迫的思考

これは先に述べた醜形恐怖になりやすい性格傾向とピタリと合うものです。

醜形恐怖はうつ病にきわめて近いものなのです。

醜形恐怖の人の対人過敏ないし対人恐怖は、手が震えたり相手を見られなかったりするものであり、だいたい下を向いています。

自己否定的感情もきついもので、こんな自分は嫌いだというレベルから、死にたいというレベルまでむかってしまいます。

また、過度に几帳面で硬さがあり、冗談や笑いにあまりついていけないのは、強迫的思考です。自分の顔を鏡で何度も強迫的に見てチェックしてしまうのは、こうした傾向があるからです。

したがって、醜形恐怖の精神療法はこの3点の改善を目指すものです。否定的自己認知・対人過敏・強迫的思考の3点を改善していくことは、醜形恐怖の予防にもつながると言えるでしょう。

しかし、自分の顔が醜いとする醜形恐怖の人に、「美人だよ」と持ち上げても、まったく受け入れず無意味なことが多いのです。

一応、「いい顔しているよ」と言いつつも、しつこく押し付けないようにしたいものです。彼らは往々にして「どうせお世辞で誉めればいいと思っているのだ。自分の本当の気持ちなんてわかってくれない」と怒りすら生じてしまうのです。

顔の指し示すもの

人の顔を見ると、われわれはその人の性格傾向を当てられます。

長い間の表情の活動がある程度固定することもあろうし、持っている本来の顔の形が性格を示すのでしょう。

つまり、顔はその人の性格を示しているのです。怒りっぽい人、優しい人、暗い人、明るい人、意地悪な人、怖い人……というような点は、だいたい当てることができます。それは、人間の進化が人間の顔を読む力を身に付けさせたのでしょう。この能力の高さには驚かされますが、人間が社会生活を守るのに必要な能力なのです。

いわば**人間の顔は記号**なのです。実際、**感情はすぐに表情に出る**ものです。また、表情の中で目の働きは大きいと言えるでしょう。目を隠してしまうと、その表情を読み取ることはできません。目の動き、瞳孔《どうこう》の大きさや動きが表情を作っていることがわかります。

したがって、醜形恐怖の部位に目をあげる人が多いのは納得できます。二重まぶたを望む人が多いのも、表情を作る目を強調し、目を大きく見せることで顔の美しさを強調したいからでしょう。他に、鼻を気にする割合が高いのは、美しさの大きな特徴である左右対称を望み、また鼻のスジが通っていることを望むからでしょう。

動物の世界でも同様に、メスは左右対称の模様を持つオスを選ぶ傾向があると言います。左右対称は安心感を与え、人間の世界では美しいという認識があるようです。

昨今、美容形成はきわめて盛んです。それは、料金が安くなり、かつ技術が上昇したので、多くの人が美容形成を望むようになったからでしょう。

その分、醜形恐怖の患者数は少なくなったようです。しかし、自分の容貌《ようぼう》に不満を持つ人が減っているわけではありません。アメリカの女子学生70%は自分の容貌に不満を持っているのです。あまりの美の強調は劣等感を強くするものです。美は、学生でも大きな意味を持ち、美人はクラスの中心となり人気を博すわけです。

本屋にある雑誌をみると、女性の美に関する話題でいっぱいです。テレビをみても美人アナウンサーや美人出演者だらけです。また、フィットネスクラブは女性たちであふれている。いまや、女性にとって美は価値が一番高いところにあるのかもしれません。

それが文化全体と関係していればいいし、あるいは人間の能力と関係していければいいですが、美しさだけが独走すれば、社会全体のバランスが崩れていきます。

そうなれば、逆に**美の意味がなくなる**ことでしょう。

現に、昨今ではお金に余裕があるから美容に力を入れるとばかりは言えません。お金がなくても鬼気《きき》迫って美容に力を入れるケースもみられるわけです。美容形成が人気なのは、まさにそうした理由からでしょう。

美容のみならず、洋服や髪へのお金のつぎ込み方も普通ではありません。まえがきでは

「衣食足りて美醜を知る」と書きましたが、その一方で**「衣食足らずして美に走る」**ということも言えるのです。

醜形恐怖の大脳生理学的説明

醜形恐怖は、自分の顔や身体が醜いという観念に縛られるもので、強迫性障害の強迫観念型と言っていいことはすでに説明しました。また、醜形恐怖という診断名はいまや「身体醜形障害」となっています。

醜いと悩むのは、顔だけでなく、手や脚、腹部と身体全体に広がっています。

醜形恐怖は大脳生理学的にはまだ十分に解明されていません。しかし、大方の学者は強迫性障害とほぼ同じメカニズムと考えています。

まず脳内アミン（神経伝達物質）に関わるものとして、強迫性障害ではセロトニン仮説がもっとも有力です。

セロトニンとは、脳内の神経伝達ホルモンのことです。神経と神経の間はつながっているわけではなく、シナプスという間隙《かんげき》がある。その間隙を神経ホルモンが行き来することによって神経と神経はつながっています。つまりこれによって神経の伝達ができるというわけです。神経の回路ができるためには、脳内の神経伝達ホルモンが必須です。そして、主たる神経伝達ホルモンには、セロトニン、ノルアドレナリン、ドーパミンがあります。

強迫性障害は、このセロトニンが少ないからとは断言できません。しかし、その調整障害によることは間違いないと考えられています。したがって、セロトニンの再吸収抑制薬であるＳＳＲＩは、強迫性障害の治療にきわめて有効なのです。

この薬でセロトニンを増加させることによって、強迫性障害は改善がみられます。そして、これは当然のことながら醜形恐怖の人たちにも当てはまるわけです。

セロトニンに次いでドーパミンも重要です。強迫性障害には、時に抗精神病薬（ドーパミンを低下させる薬）が有効であることがわかっています。

その意味でドーパミンも醜形恐怖に関係があります。特に、醜形恐怖の人は自分が醜いという考えを持っており、それが極端になれば完全に信じ切り、たとえば自分の目が鋭すぎるから人が変な目で見る、自分を嫌っているという妄想に近いものとなります。

したがって、このような妄想には抗精神病薬の効果があるのは当然で、醜形恐怖はドーパミンの過剰分泌とも考えられます。

話をセロトニンに戻しましょう。

醜形恐怖の患者に、セロトニンの前駆物質であるトリプトファンを含む食物を与えないという実験によると、患者たちはトリプトファンが身体のなかに取り込まれないため、症状が悪化したという報告がなされています。このことからも、脳内のセロトニンの存在が醜形恐怖と大きく関わっていることがわかります。

大脳生理学的な別の観点では、強迫性障害は大脳基底核《きていかく》、特に右尾状核、線状体、眼窩《がんか》皮質が関わっていると言われています。

このことはまた醜形恐怖についても当然考えられる仮説です。強迫行動が強いペットを使った研究では、ＳＳＲＩで強迫性障害が改善した場合、右尾状核の異常なまでの高い行動性が正常になることが確かめられています。

また、カリフォルニア大学のバクスター教授らが主張している仮説では、強迫観念や強迫行動を起こす源が眼窩皮質にあるとされています。

通常、そのような観念は神経回路のゲート（門）のところでシャットアウトされます。この神経回路は、眼窩部の前頭皮質、右尾状核、視床、そして他の組織がひとつのループをなしています。眼窩の皮質から発生してくる強迫観念は、右尾状核という神経回路のゲートでストップされるというわけです。

しかし、強迫性障害の人たちはそのゲートが開かれたままになっており、脳からのインパルスが神経回路に入り、それが強迫観念、強迫行動となって自由にゲートをくぐり抜けることになってしまうという仮説です。この仮説が強迫性障害だけでなく、醜形恐怖にも該当するかどうかは、目下研究されている最中なのです。

その他にも、醜形恐怖の場合には側頭葉や後頭葉が重要な役割をなしていると考えられています。というのは、この領域は顔や身体のイメージのゆがみが起こってくる部位だからです。

このように、神経生物学的な障害が醜形恐怖の根底にあるとするならば、また、セロトニンが大きく関わっているとするならば、当然遺伝的な要素も大きく関わっていることが予想されます。

そしてまた、生物学的要素と心理学的、社会学的要素とが加わって醜形恐怖の症状が形成されると考えられます。

心理学的、社会学的要素、文化的な背景を抜きに考えることもできないのです。

心理学的要素とは

醜形恐怖の心理学的な理論では、醜形恐怖の人の多くは自尊心が低く、自分は悪い人間だと育てられ、決して褒《ほ》められることがなかったと説明されています。

これは、醜形恐怖の成立する心理学的理論としては長い歴史を持った考え方です。

精神分析の人たちの考え方のなかには、性的、情緒的葛藤の置き換え、あるいは劣等感、罪悪感など貧困な自己イメージの反映であり、イメージが身体に転換されたものだと考える人もいます。

あるいはまた、醜形恐怖の症状それ自体が、無意識のうちに不満足な対人関係や自分の人生の失敗を説明するために持ち出されている症状だと解釈する考え方もあります。

私は自分の臨床経験から、醜形恐怖の人たちは対人関係が十分にできないことを、自分の顔や身体が醜いからという形で「置き換え」ていると説明してきました。

しかし、昨今のアメリカの研究では、醜形恐怖はすでに述べたような強迫性障害ときわめて似た、あるいはほとんど同じメカニズムであると考える人が多いようです。

しかし、両方が関わっているとみるべきではないでしょうか。

治療の状況をみても、強迫性障害には精神分析はあまり有効ではなく、むしろ薬物療法や認知行動療法のほうが有効です。

精神分析で治療すると、何年も成功しないまま治療が続けられていくこともあるのです。

このような治療状況から考えても、醜形恐怖には心理的な要素があまり役割を果たしていないのかもしれません。

文化的な背景については、アメリカの研究も十分に認めるところです。

アメリカのスーパーマーケットには、自分の顔や身体を美しくする工夫やトレーニングの本がきわめて多く並べられています。雑誌でも同様の特集が数多くみられます。アメリカにおける美しさや体型へのこだわりは、勢いを増しています。それが醜形恐怖を多くしている一要素であることは、アメリカの研究者たちも認めています。

貧困から物の豊かな時代に移ったとき、われわれは顔や身体の美醜にこだわり始めたのでしょう。日本でも、昨今の女性雑誌で美への特集は頻繁です。また、メイクの方法や美容形成術の特集もたびたび見られます。

醜形恐怖の治療法のおさらい

これまでにも少し触れましたが、醜形恐怖の治療法について、ここでおさらいしておきましょう。

①薬物療法

薬物療法に関しては、すでに述べたように、アメリカではＳＳＲＩというセロトニンを増加させる抗うつ剤が醜形恐怖にも使われています。もちろんこの薬は、主にうつ病と強迫性障害に使われる薬で、それはまた醜形恐怖にも効果が認められています。

抗うつ剤のアナフラニールがＳＳＲＩにきわめて近く、セロトニンを増加させると言われており、醜形恐怖にまずは使ってみる薬です。

しかし、醜形恐怖が妄想的なレベルに達しているとすれば、抗精神病薬、たとえばセレネースやフルメジンといった薬を使うのが妥当でしょう。あるいは、その両者のコンビネーションで効果があると考えられます。

②認知行動療法

心理療法については、精神分析はほとんど醜形恐怖には効果がないというのが通説になってきています。

したがって、欧米圏で主に使われている治療法は、認知行動療法が主体となっています。認知とは、思考や考え方に焦点を当てており、認知行動療法とは、**「ゆがんで非現実的な思考のパターンを変化させよう」**というものです。認知行動療法の行動的側面は、何度も確かめたり、社会的な場面を避けたりするといった問題行動を修正しようというものです。問題行動をやめようとし、その代わりに健康な行動を引き出そうとするのです。

強迫性障害と同じように、醜形恐怖の人たちにもっとも効果的なのは、自分のおびえている場面、避けている行動にあえて挑戦し、社会的場面に少しずつ晒してあげ、鏡をみたり、自分の行動をチェックするような行動を防いだりするのがきわめて有効だと報告されています。これは**「暴露療法」**といわれているもので、「嫌な社会的場面を避ければ避けるほど、社会的場面での回避行動は増加してしまう。できるだけ慣れるよう励ますべきである」というものです。

認知行動療法では、醜形恐怖の人が「自分自身でその日の行動を記録し、ゆがんだ思考パターンを反省し、それをより妥当なものにする工夫を日記に書く」という試みがあります。あるいは「自分がどれだけ社会的な場面に行くように努めたか、それがどれだけ成功したかをチェックして日記に書く」ことが有効だとされています。

また、嫌悪する社会的場面に自分を晒すことは恐れとおびえを感じているものですが、イメージのなかで、自分が嫌な社会的場面に入っていっても平気でいられる、自由に行動できると想像し、学んでいくことも行われています。

もちろんもっとも有効なのは、実際の生活のなかで避けたい社会的場面に身を置き、少しずつ慣れていくという方法です。

より厳密な方法は、自分が避けたい状況を醜形恐怖の人たちに語ってもらい、その状況の不安度を点数で計ってもらうことでしょう。
1から100までのなかで、一番怖いものを100、まったく怖くないものを0として、どういう場面が何点であるかを得点化するという試みもあります。

「買い物に行く」が30点なら30点。「デートをする」がもっとも怖ければ100点というように、0から100までの恐怖の場面を並べ、もっとも得点の低いところから慣れていくのです。

それは、イメージとして克服していくこともあれば、場面で克服していくことも行われることでしょう。

行動療法としての側面では、何度も繰り返される問題行動を抑えるようにすることです。たとえば、鏡を見て自分の顔や身体をいつもチェックしているなら、その行動をできるだけ少なくするように励ますことが肝要でしょう。

時には鏡を持たないように指導することもあります。鏡がなければ生活できないと女性は言います。しかし、意外と鏡がなくても暮らせるのが現実で、鏡なしの生活が当面の間、有効であることも多いのです。

また、自分の顔は大丈夫か、スマートかと何度も自分の身近な人に質問する人には、その質問をしないと約束してもらい、できるだけその**「確かめ」**を少なくするよう助言し、また化粧の時間を制限するといった指導もします。

ゆがんだ思考を現実的思考に置き換える

認知行動療法はA・T・ベックという人が始めたものです。

たとえばうつ病の場合には、幼児期から持っていた自動的な否定思考がストレスによって誘発され、全面に出ることでうつ病となってしまいます。しかし、その自動的なゆがんだ思考を取り上げ、是正し、それに代わる妥当で現実的な思考に置き換わるよう指導して治療するのが**認知行動療法**です。

ここで、醜形恐怖の人たちが持ちやすい、間違った自動思考の例をあげてみましょう。

「私は、完璧に見られなければいけない」
「人間としての価値は、人にどう見られるかにかかっている」
「私は、いつも誰からも認められなければならない」
「人が私を見るならば、私を醜いと考えるに違いない」
「もし、私が人から話しかけられないとするならば、それは私が醜いからに違いない」
「もし、自分の醜い顔や体型がなければ、人生はもっと素晴らしかっただろう」

これらが、醜形恐怖の主な間違った自動思考なのです。認知行動療法は、このような考えをつきとめ、それに代わる妥当な考えに導くように話し合い、練習をすることです。

もうひとつ、**ロールプレイ**（役割演技）という方法があります。

このロールプレイでは、患者は裁判所の弁護士役を演じます。治療者は、患者の役割を演じ、「自分は醜いために愛されていない」などと述べます。そして弁護士役の患者は、患者役の治療者に対して妥当な判断を助言し、修正させていくのです。

こうして患者は自分の間違った考えを客観的にとらえ、それを是正できるというわけです。美しさに絶対的な基準はなく、きわめて主観的で、見た目は人間の一側面に過ぎないという考えに至るのが、この認知療法の目的でもあります。

そのほかの心理療法では、**「集団療法」**も重要です。いかに自分が醜いといっても、集団やグループのなかでそれを発言すれば、他人が自分をどう見ているかが確かめられ、彼らにとって大きな励ましになることは間違いないでしょう。

また、洞察を目指した心理療法、**「力動精神療法」**や**「探索的心理療法」**が試みられています。認知行動療法だけが醜形恐怖に有効というわけにはいかず、時には分析的、つまりは「力動精神療法」的なアプローチが有効な場合もあるのです。

そして、**「支持療法」**も醜形恐怖の不安が強い人には必要でしょう。まずは、本人の自尊心を高めてあげて、助言と指導によって少しずつ醜形恐怖のゆがんだ考え方を指摘することです。認知行動療法のように、最初からずばり醜形恐怖のゆがんだ考えを取り上げるよりも、本人を支持し、自尊心を引き上げてあげるという前段階が「支持療法」といっていいでしょう。

以上が、おおよそ現在行われている精神療法の主たるものです。

しかし、私がやっている方法はあまり厳格なものではありません。

基本的には**「受動的に聞く」**に徹しますが、あまり受動的だと相手の醜形の強迫観念や不安を強めてしまうこともあります。信頼関係ができ上がった時点で醜形恐怖（身体醜形障害）の病理、つまり強迫観念であることを伝えます。しかし、多くは相手に納得されることはないので、ひとまず伝えたというレベルにとどめ、病気であるという意識は少しずつ納得させます。しかし、議論になってはあまり意味はありません。強迫観念としてあったとしても、他方で日常の生活が安定するように指導していきます。

だいたいは対人関係の自信の欠如が顔の醜形観念になっていることが多いものです。しかし、その説明は早急にすべきではありません。お互いの関係が親密になり、信頼感が出てくると、自由に話せるようになります。そのような雰囲気で少しずつ病識を持てるように進めます。

また、時に醜形を隠すためとしてマスクをしたり、メガネをかけたり、あるいは家にひきこもることに対しては、あえて隠さず隠れず、人前に出ることを勧めることもあります。そして、人の目に慣れる、ということです。これが先述した**暴露療法**です。

多くは、病識がなくても治療関係が良くなると自然に改善しますが、もちろん病識を持つようになり治っていく人もいます。治ってしまうと、「何であのとき、あんな考えになっていたのだろう……」と思う人もいるようです。

哲学者サルトルの斜視

ここでフランスの哲学者サルトルを例に分析してみましょう。

サルトルは父を2歳で失い、母とふたりで母方の実家に身を寄せました。だが母自身たよりなく、サルトル少年はいつも生きてゆく不安を持っていました。

2歳まで里子に出され、しかもほとんど病床にいたという生育環境も、この根源的不安に大いに関係しているようです。

このためサルトルにとっては、母の実家の祖父母に可愛がられることこそ存在の安定を得る道であり、人に取り入るための「家庭劇」と称する演技を始めるのです。

サルトルの言葉で言うならば「マゾヒズムに捧げられた純粋の客体」です。つまり自己演技により自分を笑いものにし、安心感と愛情を得るために自尊心を捨てたのです。

また、「信仰を持たず、掟もなく、存在理由もなく、目的もない茫然自失《ぼうぜんじしつ》した害虫である私は、家庭劇のなかに逃避して、そのなかでぐるぐる走り回り、詐欺を重ねて飛んでいた」とも言っています。

すでにサルトルが7歳になり、女の子のような長い髪（これは母の計らいでサルトルの醜い右眼を隠すものでした）をしているのを祖父は我慢できなくなり、それを切ることになりました。このためサルトルの右眼の斜視は隠しようがなく露呈しました。

これは醜形恐怖と言うより、本当の斜視です。このとき以来、サルトルのみならず母、祖父も取り返しのつかないショックを受けたといいます。

やがて、美しい女の子のような神童というサルトル少年の神話が崩れました。彼はこの家庭劇から身をひき、想像世界にひきこもるようになったのです。

「英雄物語」を書いたり、英雄の闘いのドラマをパントマイムとして自室でひとりで演じるということで、空想世界を現実とすり替えたのです。さらにサルトルはそれまでの真面目な少年から世に反抗する怒れる若者になっていきました。

少年はそれまで秘かに斜視を隠すことに成功していたのです。さらに自ら即興で作った演劇を演じ、家庭では大変な好評を博していました。この隠ぺいメカニズムはもろくも崩れましたが、サルトルはこの屈辱を耐えました。

その後、斜視のことはまったく気にしていないようでした。むしろ、自分の生きる目標を見つけ、実存主義の旗手として活動していったことは、実に勇気の知性の高さを示したものと言えるでしょう。

これは、**「いまある自分を引き受けた」**ということなのです。

芥川龍之介と醜形恐怖

芥川龍之介の小説に「鼻」という短編があり、醜形恐怖の心理をよく伝えています。その物語の主人公は知覚のゆがみはありませんが、実際に鼻が長くそれを気にしていたのです。その不安は、醜形恐怖の実際をよく表現しています。

以下、本文を一部リライトして抜粋してみましょう。

「禅智内供の鼻といえば、池の尾で知らないものはいない。長さは五六寸あって、上唇の上から顎の下まで下っている。形は元も先も同じように太い。言わば、細長い腸詰めのような物が、ぶらりと顔の真ん中からぶら下がっているのである。」

このような状況でした。さらにその悩みは以下のように続きます。

「第一に内供の考えたのは、この長い鼻を実際以上に短く見せる方法である。これは人のいない時に、鏡へ向かって、いろいろな角度から顔を映しながら、熱心に工夫を凝らして見た。どうかすると、顔の位置を換えるだけでは、安心が出来なくなって、頰杖をついたり頤の先へ指をあてがったりして、根気よく鏡を覗いて見ることもあった。しかし自分でも満足するほど、鼻が短く見えたことはこれまでにただの一度もない。時によると、苦心すればするほどかえって長く見えるような気さえした。それからまた内供は、絶えず人の鼻を気にしていた。湯屋に出入りする僧俗の類も多く、内供はこういう人々の顔を根気よく物色した。一人でも自分のような鼻のある人間を見つけて、安心したかったからである。内供は鼻を短くするために、ほとんど出来るだけのことをした。烏瓜を煎じて飲んでみたこともある。鼠の尿を鼻へなすってみたこともある。しかし何をどうしても、鼻は依然として五六寸の長さをぶらりと唇の上にぶら下げているではないか」

このように、長い鼻への強迫観念は執拗《しつよう》で、この悩みでひと月の大半が費やされてしまうのは、醜形恐怖の人にしか理解できないレベルの深さでした。

その後、小説上では治療をして鼻は短くなったものの、不安は尽きません。

「内供は食事をするときも、暇さえあれば手を出してそっと鼻の先にさわってみた。が、鼻は行儀よく唇の上に納まっているだけで、格別それより下へぶら下がって来る気配もない。それから一晩寝て、あくる日早く眼が覚めると、内供はまず第一に自分の鼻を撫でてみた。鼻は依然として短い。内供はそこで、幾年にもなく法華経書写の功を積んだ時のような、のびのびとした気分になった。」

その後、せっかく鼻が短くなり悩みが奇跡的になくなったはずなのに、見慣れない短い鼻を皆に笑われ、不安になりかえって短い鼻を恨《うら》めしく思うようになります。やがて、鼻はもとの長さを取り戻し、次のように気が楽になりました。

「内供は鼻が一夜の中にまた元の通り長くなったのを知った。そうしてそれと同時に、鼻が短くなった時と同じような、はればれとした心持ちが、どこからともなく帰ってくるのを感じた」

このあたりは醜形恐怖の人が持つ不安とは異なりますが、それでも美容形成の手術を受け、かえって悪くなったと訴え、再手術をしてもとに戻りホッとするということはよくあります。

昨今は、皮膚の醜形恐怖もきわめてよくみられるものです。

たとえば、顔のそばかすやニキビ、首あるいは背中のシミ、または小さなコブや斑点などが醜形恐怖の対象となっています。これらの皮膚へのとらわれは、他人には特に目立つものではないのですが、本人にしてみれば醜い、ぞっとする、人前に出られないといったレベルにまでなってしまうのです。

また、髪の毛に対しても毛量が少ないのはもちろんのこと、症例でも紹介した「縮れ毛が醜い」として苦しんでいる人も少なからずみられます。

シミやそばかすなどの醜形恐怖は、以前よりも明らかに減っています。それは形成外科での治療が進歩し、特にレーザー治療の普及が大きいからだと思われます。しかし、本当に外科的治療が必要かどうかは、疑問なこともあるようです。

30回前後のレーザー治療を行っている人で、周りからの目が怖く、座ると他人からよく見られてしまうのが辛いといって電車に乗っても決して座席に座れなかった人もいます。また、同時に鏡を見ることをおびえ、家じゅうにある鏡を隠してしまうのです。

このような悩みは他の人には理解しがたいものです。強迫観念ないし強迫性障害というかなり強制的な力を持った症状であり、治療は困難をきわめます。ツルツルとした白く美しい皮膚を求めて、そこまで達するよう当人は強く苦しんでいるのです。

このツルツルとした、きれいなことへのこだわりは日常生活にも顕著に表れます。あるいは文化国家ではありふれているものです。つねに磨かれていないと安心できないので部屋やキッチンの掃除が欠かせません。これは醜形恐怖に限らず完全癖（強迫性パーソナリティ障害ないし、その性格傾向の人）の人にみられる習慣かもしれません。

こうした美への追求は多大な時間を要し、とどまることがありません。そして化粧をしない自分の姿など誰にも見せられない……つまり、スッピンを見られるのが怖いとなってしまっています。素顔が見せられないとは、いささか行き過ぎたことではないでしょうか。

加賀乙彦さんの見解

作家で精神科医の加賀乙彦さんは、以前、私が書いた本『醜形恐怖―人はなぜ「見た目」にこだわるのか』（マガジンハウス）を参照し、醜形恐怖が増える根拠を次のようにまとめています。興味深いので、本文より抜粋してみましょう。

「見た目」を重視する時代・社会ゆえに、美醜についての意識が過剰になっている。テレビや雑誌などの視覚を中心とする情報の洪水のなかで生きている現代人は、どうしても外見にとらわれ、「見られる自分」の意識を強めてしまう。外見のほうが簡単かつ正確に把握できるため、内面への関心や内面を見ようとする努力が失われつつあること、顔や体の美醜を強調する情報が氾濫していること、さらに人間関係が表面的で人と人とが深く心を通じ合わせるのが難しくなっていることが、その傾向に拍車をかけている。

「愛されたい」願望の強さと内省力の欠如。

醜形恐怖の人は、他人に認められたい、受け入れられたい、愛されたいと思うあまり、緊張してぎこちなくなり対人関係がうまくいかないケースが多い。しかし、自分が受け入れられない理由を対人関係の低さや未熟さゆえとは考えず、容姿が悪いからだと問題をすり替えてしまう。その根底には、問題に直面したときに、それをどう解決していくかという内省力、しっかりと悩み抜く力に欠けているという現代人特有の問題が潜んでいる。

町沢氏が指摘している二つの問題点、「見られる自分」に対する意識の強さと、「悩み抜く力」の欠如は、醜形恐怖の人ほど極端ではないにせよ、日本人の多くが共通してもっているのではないでしょうか。

（『不幸な国の幸福論』集英社新書）

加賀さんのおっしゃる通り、**「見られる意識は人を苦しめつつある」**ということです。

テレビの時代は「見た目」が圧倒的であり、ニュースや報道番組でも、美人とされるキャスター勢揃いです。天気予報ですら美人キャスターを配置します。男性はまだ少しバラツキがあり、必要なのは「見た目」もさることながら、むしろ能力のようです。

あれだけ美人を揃えると、美人でないとされる人に出番はありません。美人でないと排除されると感じてしまうのでしょう。

情報が多くなると、情報の好みは選別されます。そのため美人を登場させることが意識的であれ、無意識であれ、その宣伝効果が高いことが知られると、いっそう美人の登場は圧倒的となります。結果的に不美人とされる人たちは、ますます遠ざけられ、価値が下げられます。情報産業は商品価値にくぎ付けとなり、理性に乏しくなります。近年、衝動的かつ虚無的な若者が多くみられるのは、テレビを主とした情報産業の在り様に同調し、何らかの影響があると思われます。

秋葉原の無差別殺傷事件は、短絡的で虚無に満ちた事件でありましたが、その犯人は次のように述べています。

「顔が良くても性格が悪かったら長生きしないの？　その通りだよ。不細工は始まりすらしないんだよ」

「女性のほうが平均的寿命が長いのに、男女比が同じくらいということは、若い世代は女性のほうが少ないってこと。少ない女性をイケメンが独占するのだから、俺ら不細工は余って当然。そういうことだね」

彼の恨みは一部、理があります。しかし、男は女性ほど顔で有利になるとは思えません。生活上、職業上の勝ち組にあることも有利です。しかし、秋葉原事件の男性の顔は特に醜いとは思えません。また、経済的にも特に不利益とも言えません。むしろ性格的に被害妄想感や嫉妬心が強かったことが、あの事件の誘因になっているように思えます。

最近の精神科外来でも、女性にモテず結婚できないと訴える男性はちらほら見受けます。かつては、こんな人は患者にはいませんでした。精神科に行く問題ではなかったのです。しかし、お見合いパーティーに行っても相手にされないことが続くと、こころが傷つくのは確かです。かつての世話焼きお見合いおばさん、つまり仲人はいません。昔は婚期が少し遅れると、近所の人や会社の上司がうまく紹介しお見合いを成立させたものですが、いまやそのような対人交流は厄介《やっかい》なものとして避けてしまいます。

かくて露骨な異性獲得競争になり、そこでの勝ち負けがあまりにも明白となってしまうのです。

人間はかくて素朴で感覚的な〝美〟に左右されているのでしょうか。それは、あまりに動物的で豊かな感受性が生かされているとは言えません。実際の男女の恋愛を見る限り、そんな単純なものではありません。

美しさに惹かれていても、それがずっと続くものではなく、ウマが合うか、共感できるかという微妙な感性が大きく影響を与えます。

しかし、この感性をうまく言語化することは困難であり、**「何となく好き」**という表現でしか表すことができないことが多いものです。この感性は言語を超えたものであり、低級とも高級ともいえない、むしろ根源的感性としたほうがいいのかもしれません。

さらに美しさは人形を見る美しさとは異なり、顔に現れる表情が重要な要素になります。表情あっての顔であり、顔あっての表情なのです。優しい表情、可愛い表情、奥ゆかしさといった表情が持つ豊かさは、美醜の判断には不可欠です。

ともあれ、美しさは絵画的二次元的レベルではないようです。顔に表れるこころであり、その人の過去から未来を示す履歴書でもあるのです。

テレビや雑誌のような相互交流のない世界では絵画的美しさは効力を発揮しますが、実生活でのレベルでは「相互交流、相互作用」が大きくなると美しさは複雑なニュアンスを含んだものになります。美しくても性格上の問題があれば、その美しさはあまり発揮できないでしょう。

秋葉原事件の彼は、このニュアンス、複合性、光と影のあやを理解していなかったのです。たとえイケメンでなくても自分の持つ資質で人生を生き生きとさせることができれば幸せな人生を歩んでいたと思われます。

美しさとは、いかにもわかりやすいように私たちは感じていますが、その実よく考えると決して素朴なものではありません。**美しさは、その人の過去と未来を示しているの**です。

美容形成は醜形恐怖を救えるか

醜形恐怖の人は、たいてい美容形成をしているようです。

ある30代の女性は、10年前に醜形恐怖でやって来ましたが、すっかり治ったといいます。そして、今回は**「全般性不安障害」**で久しぶりに外来にやって来ました。

彼女にさりげなく醜形恐怖のことを聞いてみると、当時の美容形成の話を話し始めました。あご、鼻、目の手術を受けたと言うのです。「受けなくても良かったかな?」とも話していました。しかし、当時の私は醜形恐怖の精神療法をしていたので、私の治療は意味があったのか？　との思いがありましたが、彼女にとっては意味があり、安心できたそうです。「いまは、醜形恐怖はまったくありません」ときっぱり話していました。

そのような患者は他にもいました。当時は何も言えなかったけど、その彼女も美容形成を受けていたそうです。いまになって正直に伝えられるのでしょう。

確かに、最近は醜形恐怖の患者は減っています。その分、美容形成に向かっているようです。しかし、醜形恐怖の患者が減っているとはとうてい思えません。この矛盾で美容形成の医師は苦労していると思うのですが、その問題を知ることはできません。

醜形恐怖の患者は、美容形成の手術に発作的ないし衝動的に申し込む傾向にあります。そのため手術後に精神科にやって来ることも少なくありません。

それは、顔への不安が残るからであろうし、手術に不満ないし失敗したと考えてやって来る場合もあります。手術がうまくいくと、余裕を持って手術の内容を自ら説明する人もいます。また、奇妙なことですが、他人の顔が醜いと感じておびえている人もいます。会社の同僚に顔が気持ち悪い人がいる、というのです。それは、たとえ会社外にいてもいつも強迫的に感じてしまうそうです。

いまや美容の情報は一番の情報になっています。

電車に乗っているときすら顔の美容液、脱毛、アンチエイジングの宣伝でいっぱいです。テレビのコマーシャルにも当然多く宣伝されていて、男性にはいささか辟易《へきえき》となります。かくも美への追求は果てしなく進みます。すっぴんの顔が怖いという女性が多いですが、では本当の自分の顔は隠すためだけにあるものでしょうか？　何のための顔なのでしょう。隠されるものでしかないのでしょうか。もしそうだとしたら、多くの女性は醜形恐怖と言ってもいいことになります。人間は仮面を被らなければ外に行けないということなのでしょうか。いまや、女性の多くは醜形恐怖状態なのです。

確かに、自分の顔をメイクすることで変化させる喜び、それも美しくする喜びがあるかもしれません。しかし、メイクという仮面が取れなくなったら、本来の自分が隠れ、仮面が堂々と自分を名乗っているかもしれません。つまり、それこそ醜形恐怖になってしまうのです。それが、いまの美を求める現代女性の姿なのでしょうか。人間は、特に女性はおそらく、そこに微妙なバランスを持っていると信じています。

対談

かづきれいこ × 町沢静夫

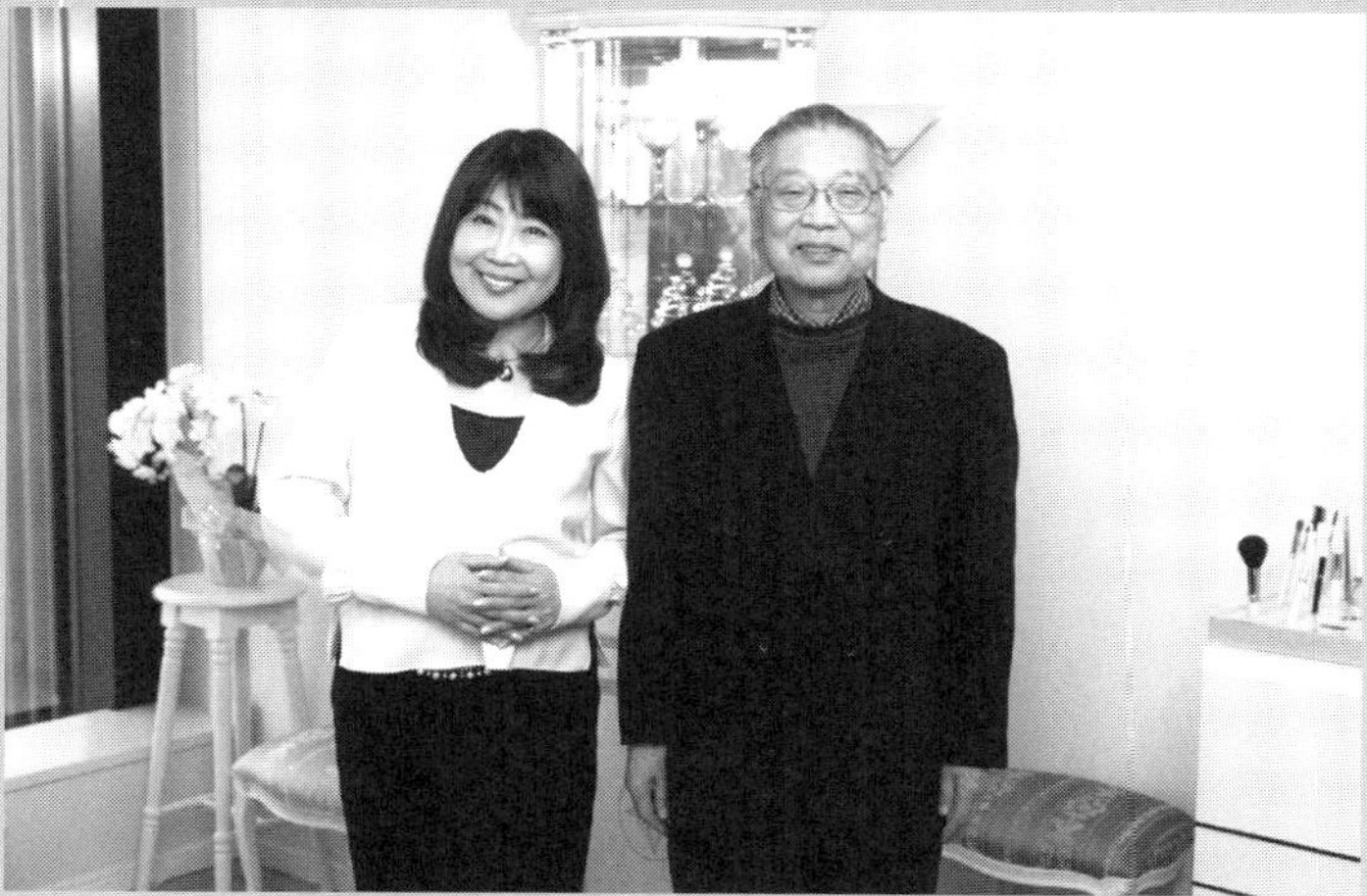

「リハビリメイク」をすることで、こころのケアをおこなっているフェイシャルセラピスト・かづきれいこ氏。旧知の間柄である著者とともに、ルックス偏重の時代を分析してもらいました。

（まとめ：編集部）

最終章

自分の顔が嫌いな人たち

町沢　今回は、対談に応じてくださってありがとうございます。

かづき　いえ、こちらこそ。お声掛けいただいてうれしく思っています。私は以前から町沢先生の大ファンで、先生に私のサロンでの講義やシンポジウムのパネリストをしていただいたこともありました。もともとは2000年の3月から、先生が治療をしていらっしゃった病院で、メイクをおこなわせていただいたのがきっかけでした。先生はもっとも信頼のおける精神科医のひとりだと思っています。

町沢　ありがとうございます。

かづき　今回は身体醜形障害（醜形恐怖）の本ということですが、最近、そういう患者さんがますます増えているんでしょうか。

町沢　いえ、受診される方は減っていますね。ただ、潜在的に、全体の数として増えている可能性は否定できません。多くの患者さんは最近流行りの「プチ形成（プチ整形）」へ行くようになって、精神科や心療内科を訪れないようになったのではないでしょうか。

かづき　ええ、私も増えていると思います。芸能人でも、みなさん、ご自身の容姿を非常に気にされている身体醜形障害の傾向があるように思えます。疾患としての身体醜形障害の人もいるだろうし、そういう傾向を軽く持っている人はかなりいそうですよ。

町沢　そのへんは個別に診断してみないと、わかりません。

かづき　最近、欧米ではファッションモデルやタレントのやせすぎが問題になっています。極端にやせたモデルやタレントがファッションショーやテレビ番組に出ることを禁止する国も増えています。マスコミの影響は大きいので、一般の女性たちが「誤ったボディイメージ」を持たないように配慮しているということでしょう。

町沢　日本ではまだそれほど問題視されてないようですね。

かづき　日本のマスコミでは相変わらず「やせていること」が礼賛されていて、若い女性たちの多くは、何

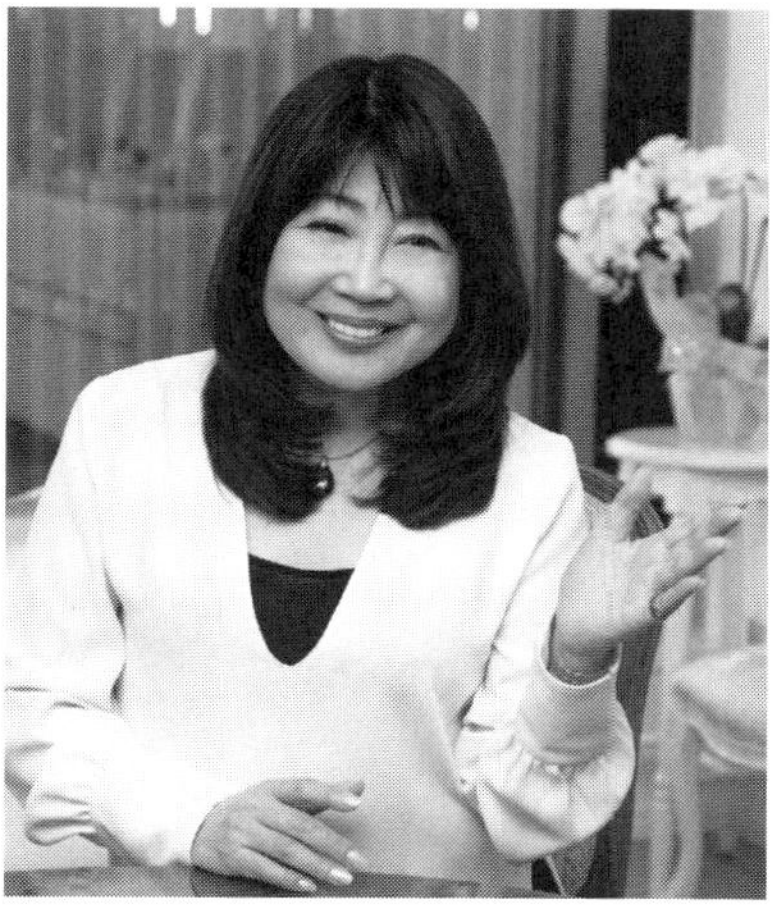

かづきれいこ氏　プロフィール
1952年生まれ。フェイシャルセラピスト・歯学博士・公益社団法人 顔と心と体研究会理事長。医療機関などと連携し、キズ跡やヤケド痕などのカバーや、それにともなうこころのケアをおこなう“リハビリメイク”に取り組む。日本医大・新潟大・広島大などで非常勤講師も務める。

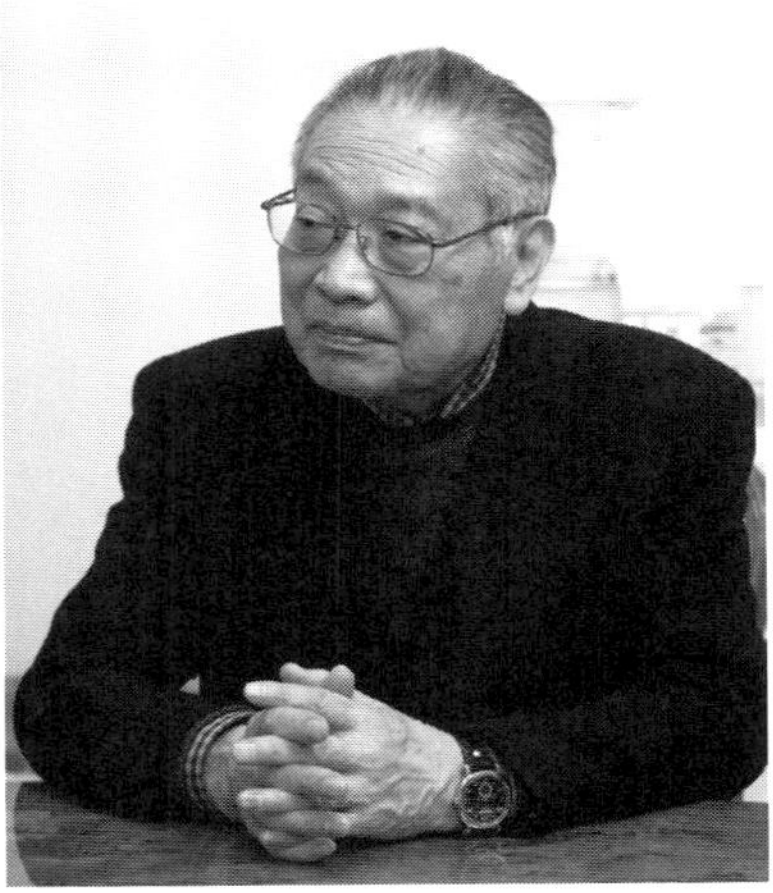

らかのダイエットを経験しています。メディアの影響が、ダイエットを加速させている場合があるかもしれません。正しい方法であればいいですが、やみくもにやせようとして度が過ぎたダイエットを続けていると、太ることを極端に恐れるようになり、やがて摂食障害になってしまうこともある。

町沢　こころの問題になってきますね。

かづき　健康面において、やせることは悪いことではありませんが、やせると言われる商品に安易に手を出してしまうのはどうでしょうか。日本人女性は強迫神経症気味になりやすいため、ますます悪循環に陥っていく気がするんです。

町沢　やせていることが美しい…という価値観を持っている人はいまだに多いですね。

かづき　私のところへ相談に来る一般の女性は、美しくなければいけないという価値観の人が、数多くいます。体型もありますが、顔は特にその傾向が強い。ただ、先天的なアザや後天的なキズにより、就職や社会生活に支障をきたしている方は、また別の話です。

町沢　かづきさんは、そういう女性にメイクしたり、メイクの方法を教えたりしているんですよね。

かづき　そうです。キズやアザで悩んだ末に来られる人もいる一方で、何もないのに「自分の顔が変だから、人生がうまくいかない」と美容整形を繰り返してしまう人もいらっしゃる。キズやアザで悩んでいる人とは、また違います。もちろん、悩んでいるすべての方にメイクをし、指導をします。一度キレイにメイクをして技術を習得してもらうことで「いつでもメイクで隠せる」という安心感が生じます。そして、患部を受け入れてくれるようになるんです。

町沢　顔のキズやアザを、深刻に感じている人がいますからね。もちろん、気にしない人もいるでしょうけど。

かづき　キズもアザもないのに、自分の顔が嫌いだという人は、美容外科手術でどんなに顔の形が変わったとしても、自分の顔を客観的に見られないようになっている気がするんです。

町沢　客観的に見られなくなると、こころの問題になってきますね。

かづき　私はかつて心臓に穴があいていたため、冬になり寒くなると顔が真っ赤になってしまう子でした。それが原因でいじめを受けたこともあります。でも暖かいときには顔は白くなり、積極的に明るくなれた経験があります。30歳のときに手術で完治したら、顔が赤くなる悩みからは解放されました。

町沢　見た目が気になっている人は、女性も多いですが、男性も多いです。

かづき　だから美容外科も増え続けているんでしょうね。でも、これからはこころの問題をどれだけケアできるのかも大切だと思います。美容外科の先生は「形成外科」ですけど、本来は「精神外科」と言うのがいいと思うんですよ。こころの問題で、見た目が命に関わってくる。見た目が原因で死を選んでしまう人もいる。そういう深刻な側面もあるのです。

町沢　専門が、ちょっと違いますからね。まあ、いずれにせよ、患者さん本人にとってみたら大問題ですからね。もし、身体醜形障害という疾患を持っていたら、さらに必死になってしまうでしょう。

整形のドミノ現象

かづき　プチ整形と言っていまの女性は簡単に整形します。でも、整形にプチなんてないと思うんです。彼女たちは、もっとキレイになるために、次、また次へと施術を受けてしまうのです。

町沢　正確に言うと、「プチ整形」ではなくて「プチ形成」ということでしょうね。まあ、美容外科の本当のプロがいるのかどうか……ということが問題かもしれません。

かづき　私は20年以上前にペンシルバニア大学に視察へ行ったときに、美容外科の人が精神医学も深く勉強していることを知りました。だから、美容外科は、ある意味で医療の最高峰ということにもなっている。形成外科10年、外科10年、精神科3年、眼科3年とか、トータルで学んだ人がやるのが、美容外科。

町沢　アメリカは、ベトナム戦争やらイラク戦争やら、戦争をたくさんやってきているので、顔をやられてしまった負傷兵も多い。そこで形成外科が、必然的に求められるわけです。だからアメリカは形成外科に関して、一番進んでいると言っていいのです。必要にかられた患者さんがいるから、技術も進歩します。その形成外科のノウハウが美容外科に活かされる。日本は最初から美容外科というのがありますね。アメリカでは、本当にひどい状態のヤケドなどを負った戦傷者を、形成外科的に治していかなくてはなりません。

かづき　私は15年くらい前から美容外科学会で、「主観的な満足度」の調査によるエビデンスを発表しているんですけど、メンタル的なケアの問題を少しでも出すと、困惑されてしまいます。

町沢　まあ、美容外科が専門の先生たちですからね。こころのケアよりまずエビデンスでしょう。

かづき　美容整形を一度受けても、もっとキレイになりたい欲求から、ポリサージャリー（頻回手術症：繰り返し美容形成を受けてしまう人）になり、結婚して子どもを産んでも、子どもも旦那さんも愛せないという例もあるんですよ。とにかく自分しか興味がない女性。興味の中心が自分の顔だけになってしまうんです。キズやアザで悩まれている人に、リハビリメイクで完璧に隠すと、すごく良い笑顔を見せてくださいますが、ポリサージャリーの人は、本来の自分の顔がわからなくなっているため、喜べない。そういう人が増えていくのは、日本にとって損失でしょう。

恥の文化と美容整形

かづき　日本とは違い、中国や韓国は大陸です。だから、彼女たちは美容整形したことを隠さずに言える文化や気質を持っています。美容外科手術後、顔を包帯でぐるぐる巻きにした状態でも、普通に街へ買い物に出て観光ができる。一方、島国の日本は恥の文化だから、美容整形したことを隠します。その隠すという気質から、負い目を感じてこころを病んでしまうこともある。ところが、それを理解してくださる精神科の先生は、あまりいらっしゃらないかもしれませんね。

町沢　美容外科で手術を受けてきた患者さんは、恥ずかしそうに言いますね。あるいは、黙って隠しています。プチ形成程度ならまだいいかもしれないけど、大きな手術をして変えてしまっている人は、もとに戻せない。だから悲惨な気持ちになっている人もいます。

かづき　美容整形する前に、医師からしっかりカウンセリングを受けて、患者さん自身もしっかりイメージを固めないといけないかもしれませんね。

町沢　カウンセリングというか、患者さんの話をよく聞くことは、どの分野の医療でも大事ですね。アメリカでも、そういうカウンセリング不足はあるかもしれないけどね。

かづき　日本はアメリカに戦争で負けてなかったら、美の基準についても、少し意識が変わっていたかもしれません。キレイの根本には、「劣等感」がある。戦争に勝っていたら、劣等感はなかったかもしれないし、違っていたでしょう。アメリカ人の鼻は高く、目は二重で、顔は小さい。そこへの劣等感が、いまの美容整形ブームのもとになっているのかもしれません。でも、鼻の低い人は高く、目の一重の人は二重に、どんどん自分にないものを求めていくことは、次から次へと劣等感を積み重ねていくということだと思うんです。

町沢　戦争に勝っていたら、目の細い平安美人が、もっと幅をきかせていたというのがあるかもしれないですね。

かづき　キレイの価値観は、平安時代といまは全然違いますよね。だから、50年先もまた違うと思うんです。美は時代時代に応じて、人間が作り上げるもの。だけど、それを気持ちの上で固定化させてしまうのは、怖い。

町沢　患者さんのなかには、思い込みの激しい人がいます。それも固定化かもしれません。

かづき　美容外科の先生に、こう尋ねたことがあるんです。「なんで一重まぶたを二重にするんですか？　逆であってもいいじゃないですか？」と。一方通行の提案ではなく双方向での説明をして欲しい。低い鼻を高くできるなら、高い鼻を低くもできる…ということです。

町沢　目がなんで二重がいいのかというのは、目がはっきり見えるようになるから…とも言いますね。実際にはどうなんでしょう。

かづき　言いますね。でも、アメリカでは、日本人の一重まぶたを好む人が、意外と多いですよ。日本人女性のエラの張った顔や、黒のストレートヘアが好きな人は多い。二重まぶたで顔の小さい人って、アメリカなどではたくさんいるから見飽きているけど、東洋人の顔立ちが新鮮で魅力的に映るというのもあるんだと思います。逆に、日本人は、ないものねだりをする。自分にないものを求めるのは、劣等感からでしょう。

町沢　日本では圧倒的に二重まぶたを希望する人が多く、プチ形成は、だいたい二重まぶたにするのが多いですね。

かづき いまはもう小学校からやっていますね。小学生の娘を、親が連れてくる…と、美容外科の先生が言っていました。もちろん、小学生だって、そういう悩みがあるのはわかります。でも「一重まぶたでもじゅうぶん見えます、低い鼻でもじゅうぶん息吸えます」とアドバイスすればいいのに…と思ったりします。

町沢 顔を変えて人生を変えたいとすることが悪いことだとは言い切れませんが、それが極端になってしまうと、こころの問題になってきます。

かづき その顔に生まれてきた以上、今回はその顔で生きなさい…という運命的なものはあると思うんです。世間は「ゼロからプラスにしようとするメイクや美容整形」が多い。でも、私のリハビリメイクの場合は、まず「マイナスからゼロに戻す」ということが基本にあります。アザやキズを、一般的な状態に戻して、就職や社会生活へ自然に取り組めるようにする。世間の「見た目への偏見」は、根強いですから。

罪を犯した女性へのメイク

かづき 私は長い間、いろんな方の顔を触らせてもらっていますが、そのなかには、罪を犯した方が服役後、一般社会に戻るための施設（更生保護施設）にてメイク指導をおこなっています。

覚せい剤や傷害、なかには殺人を犯したという女性もいます。法務省とも連携して活動しています。おかげさまで、就職率が１００％になり、再犯率も減ったとお聞きしたときは、とてもうれしかったです。

町沢　それはうれしいことですね。

かづき　きっかけは30年近く前に、テレビで社会復帰を目指して職業訓練を受ける女子少年院の入所者をみたときです。パソコンなどの技術を身につけたとしても、外観が以前と変わらない雰囲気が出てしまうと、出所したときに声をかけてくる人が同じになってしまう。「類は友を呼ぶ」といいますが、女性は特にその傾向が強いのではないでしょうか。見た目を女性らしくすると話し方まで清楚になったりする経験は、女性なら誰にでもあるでしょう。

町沢　あるでしょうね。

かづき　それが以前のままだと、仕事をしようと面接にいっても採用されにくいというのもあります。そこで外観の更生も必要だと感じたんです。当時の法務省に「あの子たちにメイクを教えたい」とアポなしで直接うかがいました。そこから話が進み、少年院でのメイクを始めました。それから20年後、更生保護施設からご連絡いただき、自立を目指す女性入所者の皆さんに就職のためのメイクを教えるようになったのです。

町沢　私のところにも、刑務所に入っていたという方が来ますが、何をやったかとか、詳しくは聞かないです。変な先入観を持ってしまうから……。あと、皮膚のできものとか吹き出物を気にする方は多いですけど、精神科に来るのはそういう小さいことではなくて、目が小さいとかエラが張っているとか、おでこが広すぎるとか、そういうことを訴えます。そこにはキレイというマニュアルがあるのでしょうけど、ちょっとワンパターンになっています。二重で鼻が高くて鼻筋が通っていて、エラが張ってなくて顔が小さくて、唇もほどほどで肌も白くて…というワンパターン。それぞれの個性よりも、そのワンパターンを必要以上に重視する患者さんがいるんです。

かづき　「自分をもっとキレイに見せたい」という女性は、維持するためにお金がかかります。まつ毛にエクステをつけて爪にネイルアートをして、髪も染めるためには、1か月に少なくとも5万円以上かかる。それを生活費以外に捻出するのは、大変です。そこにプラスしてヒアルロン酸やボトックスを入れたりするから、経済的にも大きな負担になる。

町沢　おカネをどこにかけるかは、個人の自由でしょう。ただ、それで貧困になって、うつ病にでもなってしまったら問題です。貧困とうつ病は関わりが深いですね。

かづき　年齢のこともあります。整形を何度も繰り返して、50歳を過ぎても、まだ納得しない人がいるのです。

町沢　キレイな肌とかキレイなかたちってのは、人間の遺伝子に刷り込まれているものでしょうね。若いときのような皮膚で、ツルツルであることがいい…とか、遺伝子に刷り込まれているようです。

かづき　皮膚に何か問題がある人に近づかないで避けるのは本能らしいですね。皮膚病が伝染するという危険を感じる遺伝子が刷り込まれていて、自分の子どもにその遺伝子が入ってしまうことを避けるわけです。でも、それは必ずしも正解ではない。だから、そうした遺伝子の刷り込みとの戦いってのは、教育が大切になってくる。遺伝子に刷り込まれたものより、大事なものがある。私は大学で「外観の心理学」というテーマの講義をしていますが、大学生は人格がある程度できあがっているため、本当は幼いころに学ばないと身につかないと思います。

ひきこもりと容姿

町沢　学校現場も、昔とはだいぶ変わってきていますね。

かづき　昔はクラスで知的障害の子やダウン症の子なども一緒に学んでいたけれど、いまは特別クラスでの対応になっている。外観が違う子へのいじめもある。「ひきこもり」は、原因が外観から来ている子が半分以上という印象があります。ひきこもりにまでならなくても、「自分の顔が嫌い」という子は、たくさんいます。

町沢　ひきこもりは多いですね。私のところには、親が相談に来ます。そして時間をかけてようやく本人と会うことができます。そこで話を聞いてみても、本人は「なぜひきこもったか」という理由をなかなか口にしません。繰り返し丁寧に相談して、やっとわかるのです。身体醜形障害（醜形恐怖）だったということが、初めてそこでわかるようにもなります。

かづき　先生、やっぱり身体醜形障害の裏には、うつ病があるんですか？

町沢　多いですね。ほとんどみんなうつ病ですよ。

かづき　深刻な方はやっぱりうつ病を併発しているんですね。最近は軽い醜形恐怖の子が多くて、それが予備軍になっているかもしれません。身体醜形障害と拒食症（摂食障害）は似てますよね？

町沢　似てますね。拒食症は「やせなければいけない、こんなに太ってたら死んだほうがマシだ」となってしまいます。身体醜形障害は「この醜い顔で、人に会ってはいけない」

となります。どちらも、すごく頑固です。頑固さが似ています。ただ、身体醜形障害は美しいか美しくないかという判別が人それぞれでしょう。拒食症は体重という数字の問題が大きく関わってきます。

かづき 美の尺度は本当に人それぞれですよね。美白の女王と言われていた鈴木その子さんのところにいた方に、彼女の好きなところを聞いてみたことがあります。すると「やせてるところ」と答えたんです。「えっ、そこが基準なのね…」と思ったんですけど、彼女たちはそこしか目が行ってないのかな…と驚いた記憶があります。

町沢 美しさは、流行と関係が深いというのはありますよね。

かづき ただ、最近のルックス偏重の傾向は、どこかで止めに行かないとまともな女の子がどんどん減ってくる気がするんです。そこにはやっぱり教育が必要で、小さいころから学ばないと、病む子が増えてしまいます。ポリサージャリーで整形を繰り返して、社会生活が困難になってしまったら、「ゼロからプラス」どころかマイナスになりかねないです。

町沢 社会生活という面で言うと、女性の場合は、「メイクがうまいと就職に役立つ」と言いますよね。

かづき ええ、メイクで就職がうまくいった具体例は、たくさんあります。知的障害児を支援している学校や施設からのご依頼で、外観づくりの講義をさせていただいたこともあります。

町沢　周囲に溶け込んでいけるメイクですね。

かづき　ええ。それから自分でメイクできるようになると、自信につながって、ノーメイクでも活動できるようになるんです。メイク・化粧っていうのはあくまで入り口です。最終的に必要なときにメイクをし、素顔でも気にならなくなることがひとつのゴールです。それがリハビリメイクですね。

町沢　なるほど。まあ、自信のなさがこころの病につながっていくというのもありますね。リストカットをしてしまう患者さんは自己嫌悪が強いものです。

かづき　リストカットの傷跡をきれいにするために、私のところに来る方もいます。傷跡はほとんどの場合、利き腕とは逆の腕の手首から肘の内側にかけてあります。傷そのものは浅いことが多いですが、何度も繰り返すのでバーコードのような傷跡が残り、半そでが着られずに悩む…ということになってしまいます。あと、本人が一番辛いのは、傷跡を見るたびに「リストカットした自分」に対する罪の意識を思い出してしまうことでしょう。たくさん傷のある人にはどの傷が一番気になるかを必ず確認します。その傷をつけたときのメンタルが一番トラウマになっている可能性があるためです。その傷跡を完璧に隠すことにより、そのときの気持ちが癒《い》えることもあるんです。

町沢　最近は、内またに自傷をやる子がいますね。見えないところにやるのです。手首に傷が見えるとコンビニでも働けないからです。就職に響いちゃう。

かづき　ちょっとしたキズやアザはメイクでキレイになるけど、精神的なものはなかなか難しいです。…あと、難病の方も来られます。神経線維腫症Ⅰ型（レックリングハウゼン病）の方の例があります。

町沢　映画の『エレファント・マン』のモデルになった人の病気ですね。

かづき　ええ。そんな神経線維腫症Ⅰ型の方を、どうやって社会生活に対応できる姿に変えていくか、学会で発表しました。これは現代の医療では治せない難病です。完璧に治ることはないけれども、メイクやテープで、ＱＯＬ向上のためのゴールを見つけることができるのです。皮膚の凹凸を外科的な手術で痛い思いをしながら受ける患者さんもいます。でも、マシュマロ状の柔らかい凹凸の場合は、私が考案したデザインテープを伸ばしながら貼ることで、凹凸が軽減する場合があるんです。日常生活ではなく、冠婚葬祭のときなど、一時的な対応として求められることもありました。

町沢　本人の取り組む気持ちは大事ですね。

かづき　完治が難しくても、ＱＯＬを少しでも上げてほしい。手術と手術の合間に、テープを使うことで、手術までの生活がすんなりできるように…という私なりの取り組みです。

町沢　容姿に影響を与える難病は、精神的にも影響を与えます。

かづき　魚鱗癬《ぎょりんせん》の方の例もあります。皮膚がウロコみたいに硬くなって、ボロボロ落ちてくる。指定難病で、いまの医療では治せない。基本的な治療法はワセリンを処方されるの み…ということです。ワセリンは油脂なので、塗ると肌がベタベタする。通院すら諦めてしまう方もいらっしゃるんです。私はスクワランオイルで保湿し、その上にイエローのファンデーションで顔色を少しだけですが整えてみました。いままでメイクや眉毛の形で悩むことなど考えられなかったと言っていた彼女たちが、驚きの表情とともに、笑顔になったのはうれしかったです。

町沢　通院を諦めてしまう方は、治す側としても残念です。

かづき　あと、指定難病ではないですが、眼瞼痙攣《がんけんけいれん》の方が最近、増えています。自分の意思に関係なく、まぶたが落ちてしまう。まぶしさがあって、目を開けていられず、不快感もある。ＰＣやスマホ画面なども影響していると言われている現代病ではないかと思っています。こちらは井上眼科さんの若倉先生の協力もあって、神経眼科学会で発表させていただきました。テープを使って、どのくらい改善効果があるか。まぶしさや不快感について主観的な評価をおこない、データをまとめました。また、女性の場合は美容的なものも求められます。

町沢　だいたいは安定剤で治る人が多いですけどね。機能が戻っても、不快感が残るのは課題になりますからね。

かづき　こちらのテープの検証については、日本医科大学の倫理委員会が通り、2017年12月から本格的に調査研究を始めているところです。眼瞼痙攣は、若い人では40代から発症する例も珍しくなく、年々増えているように感じます。

親との関係と容姿

かづき　お母さんが子どもを連れてやってくるケースもけっこうあります。「この子が整形したいしたいと言ってるんだけど、見てあげてください」と相談してくる。本人は整形じゃなきゃ嫌だと言い張っていたようです。でもメイク後には笑顔になった。それで「お母さんを恨んでもしょうがないよね」と話しかけました。すると、ポロポロ泣いて「母は恨んでないんです。ただ、母にしか言えなかったんです」と言いました。

町沢　身近な人に不満をぶつけるのは自然なことです。

かづき　年齢がもっと上になってから、悩む方もいます。もともとキレイな方が、加齢で印象が変わってきてしまう。どことなくくたびれた印象があって、「キレイ」と言われず「疲れてるの？」と言われるようになった。ずっとキレイキレイと言われ続けてきた人にとってみたら、これはこたえます。キレイだという期待に添えなくなる美人さんは、外出しなくなってしまうんです。口角も下がっちゃったけど、整形はいやだ…ということで来られました。もともとおキレイな方は若いときにメイク法をあまり研究されていない。そのため、加齢により若いころの容姿から変化してくると、あるとき、愕然《がくぜん》としてしまうわけです。

町沢　周囲の期待に応えられないことがわかって、ひきこもってしまうケースもありますね。

かづき　40歳を過ぎキレイキレイと言われ続けたのが「怒っているの？」と言われたり…。怒っていないのに怒っていると言われてしまうのはショックです。そこで私は、昔はえくぼだったのがいまはたるんで凹みに見えてしまっているものを再びえくぼに見えるようにメイクし、眉毛をシンメトリーに描きました。眉毛をシンメトリーにしていくと、不満げな顔ではなくなります。仏様や観音様は眉毛がシンメトリーですよね。やさしい印象になる。安定感が出て、会う相手に信用される顔になる。

町沢　左右がシンメトリーってのはいわゆる美人の条件と言われてますね。

かづき　そうですね。これは男性の例ですが、首に大きなアザがある人がいました。本人はアザを気にしていないんです。でも、仕事柄、人前に出る際に「アザの人」というような視線を感じて、奥様とご一緒に訪ねてこられた。

町沢　人前に出るお仕事だと、そこは気になることでしょう。

かづき　メイク後、自宅に戻ったときに、ご高齢のお母様に生まれて初めてアザのない顔を見せられたのです。すると、お母様が泣き崩れたと聞きました。

町沢　うちに来る若い患者さんでも、本人より親が気にしているケースは、少なくないです。

かづき　するとこの方から、のちにお手紙をいただいたんです。「母が亡くなる前に、最後の親孝行ができました。1回でもアザのない姿を見せることができて本当によかったです。僕を産んで母の人生はつらかったんだろうな」と書かれていました。この方のように、家族や周囲を安心させるためのメイクもあるのです。この方には、大学生の息子さんと娘さんがいらっしゃるのですが、「アザのある顔のときは（子どもたちが）冗談を言ってこないのですが、メイクしたときは冗談を言ってくるのです。顔って不思議ですね」ともおっしゃっていました。

町沢　話しかけやすい容姿と、そうでない容姿というのはありますね。先ほども刑務所の話で言いましたが、最初の印象で先入観を持ってしまうというのはありますから。

大きな形成手術が必要な顔

かづき　メイクは美容外科のような手術をすることはないけれども、眉毛の方向性を変えることで、印象を変えたりできるのです。

町沢　女性のメイクは化粧というだけあって、化けますよね。

かづき　ええ⁉。先生、その言い方はどうかと思いますが（笑）。ただ、美には客観性と主観性があって、主観の部分は人それぞれ違う。お悩みを聞くなかで、彼女の主観の美にたどりつくのがなかなか大変です。とにかく表情を見ながら、聞くしかないです。風呂敷を何枚もかぶっていて、それを一枚ずつはがしていくと、核心がある…という感じで、そこを解決するとだいたいオッケーですね。メイクの良いところはメスを入れるのと違い、気に入らなければいくらでもその場で取ってやり直しができることです。また、副作用もありません。女性の場合は、メイク自体は日常生活に入っていて、日頃やっている行為の延長なので受け入れやすい。15分後、20分後に本人が鏡ですぐ確認できるという利点もあります。

町沢　当面の結果が出やすいということですね。

かづき　アザの子が悩みを打ち明けて一時的に安心したとしても、一歩外に出ればみんなの視線があるわけです。そこで彼女のチャームポイントを強調し、自信を持ってもらいたい。そのためには「彼女の求めている美」を聞いて理解する必要があります。

町沢　なるほど。良いところを指摘することが、自信につながることは多いです。

かづき　犯罪被害者の子も、ときどきいらっしゃいます。刃物などで被害を受けて、傷が残ってしまっている子。こちらはトラウマが強いので、難しいです。犯罪被害にあった人でないと、なかなか理解できないというのもある。

町沢　それはPTSDになりますね。犯罪被害のPTSDは重い。

かづき　そうですね。これからは先生のところに、犯罪被害者のPTSDの方をどんどん紹介させてください。町沢先生は、今日は珍しくキレイな格好されてるけど、いつも靴下が破れていたりとか、そういうのが患者さんに安心感を与えているような気がします。ピシッとしているところには、行けない子も多いんです。

町沢　自分ではピシッとしているつもりなんだがなあ…。

かづき　(笑)。…まあ、こころが傷ついてしまった子たちは、あまり格式張った場所は、ハードルが高くて行きづらいんですよ。

美形・美人とは何なのか

かづき　美容外科の先生は、受診される方に対して、もうちょっと幅広い説明が必要かもしれません。私は医者ではないから、逆に気づくところもあるんです。学会にしても、ひとつの学会だけではないほうがいいと思っています。別の分野の人と交流することで、見えてくることもあるんじゃないでしょうか。

町沢　医者だと枠組みに入れられちゃうから……ってのは、ありますね。医局に入れられちゃうから、あまり自由に動けない。私は医局が苦手だった。医局の命令がぜんぶ伝わっちゃいますからね。

かづき　私は医者ではないからこそ、さまざまな科をつなげる役割をこれから担《にな》えればと思います。

町沢　先ほども言いましたが、来られる患者さんの身体醜形障害は、一時より少なくなりました。数は減りました。でも、それはみんなプチ形成に走っているということでしょう。そこでどういうふうに扱われているのかは少し心配です。

かづき　病気の方ではなくても、マスクを絶対に離せない女性もいます。その解決法が整形だったと言う人もいます。整形してマスクを外せるようになりました、と。でも、完全に解決できたかどうかはわからない。マスクしてくる人はたくさんいますが、それを美容整形で解決できるのかどうか。人は年を重ね、手術後の顔を一生維持することはできません。また、老けていく不安などから、こころが壊れていくこともあります。

町沢　加齢の影響について考えない人は多いかもしれないですね。

かづき　私は学生に「美形と美人は違う」とよく言うんです。鼻が高くて目は二重、顔は小さい…あれは決して美人ではない、美形。皮を一枚外したらみんな同じものがあるんです。筋肉、神経、血管がある。自然に幸せな顔でいられる人が、美人なんです。こころの充実が顔に出てくる。でも最近は、幸せに見えるように作るのが流行っています。ブログやインスタで、自分がいかに幸せかを見せようとしている。でも、私の経験上、ほんとに幸せな人はそんなアピールはしないと思うんですよ。

町沢　インスタ映えってやつですか。

かづき　そうです。おいしそうなご飯をいつも撮って、インスタにアップしている。でも私は、「そんなの撮るより、温かいうちに早く食べてー」と思ってしまう。ご飯をおいしく食べて幸せになるのが目的のはずなのに、彼女たちは撮ることが目的になってしまっている。本末転倒です。

町沢　顔を見せることも同じですね。自撮り写真ってやつですか。何かと顔を意識することが多くなる。

かづき　そういう時代で、身体醜形障害も多くなっていくように見えるんです。でも、この流れはどうしようもない。まだ進んでいますね。でも、100年以上経ったら、顔の区別ってなくなるような気もするんです。みんなよく出てくる目の大きい宇宙人みたいに同じ顔になるんじゃないかと。そこで人間を判断しなくなるような気がするんです。大事なのはこころの成長である…という方向に進化していくんじゃないでしょうか。

町沢　美容形成を受けた方は、どこか違和感がありますね。うちに来た患者さんで、鼻が紫色になっている人がいました。どうしたんですかと聞いたら「若いとき、鼻を高くする手術をしたら、時間が経ってこうなった」と言ってました。

かづき　鼻の手術を繰り返していると、皮膚が薄くなり炎症を起こしているから、再手術が難しくなるそうです。いまは進歩して、耳の軟骨を入れて作ったりしているそうです。でも軟骨だと鼻の先の尖ったのができないみたいです。

町沢　いろんな顔を受け入れる気持ちは必要でしょうね。ワンパターンの顔ばかりを美人として規定してしまうのもどうか。私は、農家で働いているおばあちゃんが生き生きと野菜を作っている姿を見て、そのしわくちゃな顔がとても美しいと感じました。そういう生活のなかで、自然に作られていく美というものを知らなきゃいけませんね。

かづき　核家族でおばあちゃんを見せていないというのもあるでしょうね。おじいちゃんおばあちゃんとの関わりがなくなってきている影響でしょう。私は拒食症の少女と一緒に老人ホームに行きました。私が取り組んでいる「顔と心と体研究会」では、外観に悩みを抱える方々の精神的・社会的自立を手助けする活動をしています。その中の活動のひとつとして、老人ホームをはじめとした施設に、年間130か所ぐらい訪問しています。それでまったく血のつながっていないお年寄りと話をしてもらう。すると、なかには泣きながらおばあちゃんと話をする子もいます。これが女性の生きてきた証で、みんな同じように年を重ねると、世代世代の美しさがあると気づく。若い子は、ずっとキレイなままでいられると思っているんですよ。彼女たちにとって、おばあちゃんたちはライバルではないというのもあるので、素直になれるんでしょう。

町沢　男性は女性以上に、見た目への過剰な意識がありますね。秋葉原事件の加藤智大死刑囚も、「自分のような顔ではもう女は見つからない。ハンサムなイケメンがみんないい女を捕まえてしまう。俺みたいなのは残った女しかいない」とまで言っています。全部を顔のせいにしているのです。

かづき　女性も、顔が良かったら全部手に入る…と思っている人がいますよ。そのまま、

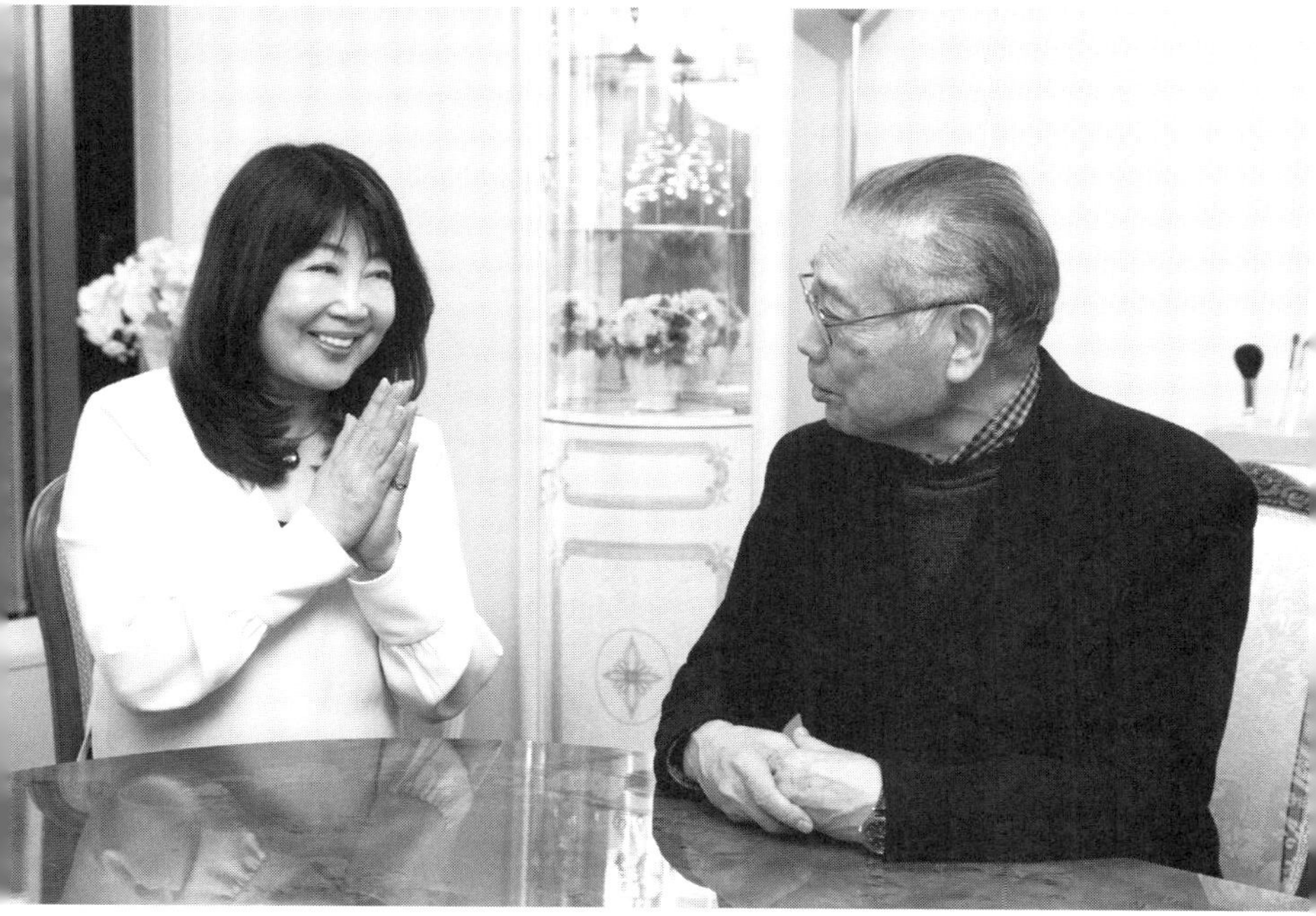

ポリサージャリーになってしまう。人生の目的が、美容整形になってしまう。そういう女性には「40、50超えたら、自分のことだけでなく、人のことを考える人生もいいですよ」と伝えるんですけど、彼女たちはアイラブミー。人のことに興味がないんです。

町沢　平均寿命が伸びたから、若さにこだわる人も増えたんでしょう。

かづき　寿命が延びたから、70代でもご婦人。おばあちゃんでない時代になってきましたね。若い子だけでなく、そうなると、おばあちゃん世代の醜形恐怖も出てきますよね。

町沢　僕はおばあちゃんたちに誘惑されますよ。老人ホームに行ったら、90いくつのおばあちゃんに「あなたエッチできるの?」と話しかけられました。この前、亡くなりましたけど。亡くなる直前までそういうこと言うんですよ。今週の土曜日、私あいてるんですよという患者さんの女性もいる。そうですか…と言って流しますけどね（笑）。いろいろと情報や刺激があるから老けない時代になってきているというのはあるでしょうね。

かづき　町沢先生が知らず知らずのうちにそういうオーラを出してるんじゃないですか（笑）。

町沢　出てるか出てないかは知らないですよ。あと、こんな女性もいました。70過ぎなんだけれど「私にはエッチ相手がいない」と言って涙を流すんです。エロばあちゃんが暴走して何かを言っているという感じではなく、かわいそうな感じがしました。

かづき　高齢化社会がますます進み、老人の身体醜形障害が、これから増えてくるかもしれないですね…。でも、ある年齢からは、元気そうに見える人が美人ですよ。目が大きくて鼻が高くて小顔で…という人は、年を経るとむしろ病気っぽく見えてくる。小さい目でも、キラキラ輝いてて顔の血色がよかったりすると、いわゆる美人ではなくても、いい生き方をされてるな…と感じるわけです。その方の背景が見える。

町沢　形態美人とハート美人ってことですかね。

かづき　そのハートまで行かないというか、気づかない若い子が多いです。「ハートよりも顔がいいほうがいい！」と言いますよ。

町沢　ハート美人は、インスタ映えしないもんね…。

かづき　そうですね（笑）。極端に言うと、もうハートとかそんなことはどうでもよくなっちゃうのが、ポリサージャリーの方なんだと思います。整形はもうできません…と美容外科で言われたポリサージャリーの患者さんが、私のところに来ることもあります。それで「もっといい美容外科を紹介してください」と言い出したりするんです。

町沢　こういう時代だと、ハート美人というのはなかなか認められないんでしょう。でも、ハート美人はこっそり人間の顔に生きていますよ。

おわりに

醜形恐怖（身体醜形障害）とは、いかにも現代的な病理の表れでしょう。患者は確かに見受けられるのですが、他方で形成外科がその悩みを吸収しつつあるのが現状です。おそらく手術の回数はきわめて多いと思われますが、その実態は十分に知ることはできません。

美しくありたいと願うことは人間の願望のひとつであり、特に現代では大きな意味を持っています。そして、その病理は深くないように思われがちですが、実際に治療を始めると驚くほど深く治療は困難をきわめ、当面は薬の効果もあまり感じられません。

ただ、統合失調症のように完治しないのか、というとそうではなく、何らかのきっかけや薬の効果などで静かに治っていくことが多いのも事実です。

したがって、ある意味で治りにくく、ある意味で治りやすいという特徴をもっています。思えば、我々の歴史の中でも美女といわれているクレオパトラや楊貴妃といった名前がすぐに思い浮かぶように、美人であることが人間にとって大きな意味を持つことは当然のこととして私たちは受け止めています。

クレオパトラが22歳の時、カエサルをとり込もうと裸体になって敷物に包ませ、夜カエサルの部屋に運ばせました。53歳のカエサルは、またたく間にクレオパトラに夢中になり子供を作らせました。かくて、クレオパトラの美しさでエジプトは守られ、歴史が変わったのです。

しかし、すでに本書で述べてきたように、我々が異性を好きになる時に美醜だけで判断するかというとそうではなく、多くは美醜で始まりその後、顔の表情のみならずこころの在り方、性格、相性といったものに好みの中心が移っていくものと思われます。

醜形恐怖の治療はきわめて困難になることが多く、七転八倒することも多いのですが、ある日彼氏や彼女ができた、というだけであっけなく良くなっていくのも驚きです。つまり、美醜の自信というものはお世辞では納得できるものではなく、本当に好きな人が現れて、その人から好かれている、美しいと思われているという確信が本当の意味での彼らの癒しになるのでしょう。

他方で、SSRIというセロトニンを出す薬が効果的であるということも注目すべきです。セロトニンは不安や強迫性障害に効果があり、醜形恐怖はまさにこの不安と強迫性障害が融合された症状だからです。

醜形恐怖は単に自己中心的、あるいは自己愛的、過保護といったもので説明できるものではありません。あるひとつの観念、つまり美醜の観念にとりつかれてしまい、そこから逃げられない状態になっていると考えたほうが妥当です。それは、どうやら生物学的、遺伝的要因が大きいと考えられます。

確かに「衣食足りて美醜を知る」というのが現実でしょう。食べることだけで精一杯の貧しい社会では、美醜に走ることは考えられません。したがって、日本やアメリカのように物が豊かになり、それによって醜形恐怖が多くなるのは当然のことかもしれません。

しかし、「衣食足りて」の衣服の部分も私たちはとてもこだわりを持っています。特に女性の衣服へのこだわりは強いでしょう。街を歩いていても、男性向けのお店よりも女性向けのお店のほうが断然多くみられます。しかも実にカラフルで美しい。その衣服へのこだわりは、化粧に劣らないほどです。

また、「衣食足りて」の食のこだわりも同様に、単にお腹がいっぱいになればいいというものではなく、味はもちろんのこと、栄養や見た目にもこだわりを持ち、より見かけの良いものを食べたいと思う人が多くなっています。

このような文化の中で私たちは生きているのであり、「豊かになれば豊かなりの〝悩み〟」、つまり「美へのこだわり」があることに気がつかされていくのだと思います。

【著者プロフィール】
町沢静夫（まちざわ・しずお）
精神科医・医学博士。1945年新潟県糸魚川市生まれ。1968年東京大学文学部心理学科卒業。1976年横浜市立大学医学部卒業。東京大学付属病院分院神経科勤務。1986年国立精神・神経センター精神保健研究所室長。1998年立教大学コミュニティ福祉学部教授。2004年町沢メンタルクリニック開業。現在、町沢メンタルクリニック院長。

編集協力／栗原正和
撮　　影／伊原正浩

自分の顔が嫌いですか?

2018年4月18日　第1刷発行

著　者　町沢　静夫
発行者　唐津　隆
発行所　株式会社ビジネス社
〒162－0805　東京都新宿区矢来町114番地
神楽坂高橋ビル5F
電話　03－5227－1602　FAX 03－5227－1603
URL　http://www.business-sha.co.jp/

〈カバーデザイン〉金子眞枝
〈本文DTP〉茂呂田剛（エムアンドケイ）
〈印刷・製本〉モリモト印刷株式会社
〈編集担当〉本田朋子〈営業担当〉山口健志

ISBN978-4-8284-2021-9